6

청년 건강백세 ⑪

비만

청년 건강백세 ⑪

비만

채경혜 (비엔비 에스테틱 원장) 지음

좋은 책 좋은 독자를 만드는—
(주)신원문화사

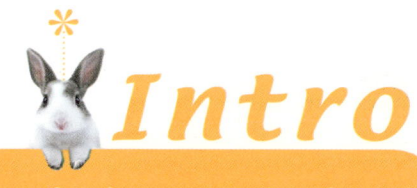

모든 여성들이 몸짱이 되는 그날을 위하여

비만이란 단순한 체중 과다 상태를 말하는 것이 아니라 대사장애로 체지방이 과잉 축적된 상태를 뜻합니다. 개인의 이상적인 정상체중에서 몸무게가 10% 초과된 상태를 체중 초과라고 하며, 20% 이상 체중이 초과된 상태를 비만증이라고 정의합니다.

그러나 체중이 많이 나간다고 모두 비만한 것이 아니고 오히려 정상체중이면서도 근육이 부족하고 체지방이 과다한 사람들이 많습니다. 비만은 그 자체보다 심장병, 고혈압, 당뇨, 동맥경화, 뇌졸중 등의 성인병을 유발시킬 수 있으므로 건강의 최대 적입니다.

비만은 미용적인 측면으로 볼 때는 심각한 스트레스를 일으키는 주범이기도 하지만 각종 성인병의 원인이 되므로 질병이며 성인들의 비만뿐만 아니라 어린이들의 비만도 사회문제가 될 만큼 비만은 사회적인 중요한 화두가 되었습니다.

말하자면 종래에는 뚱뚱한 여성들의 살빼기 정도로 거론되던 비만이, 이제는 남녀노소를 가리지 않고 모두에게 해당하는 공동의 관심사로 떠오른 것입니다. 각종 비만 클리닉이 생겨나서 성업중인 것도 요즘

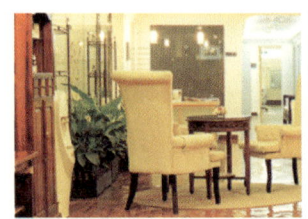 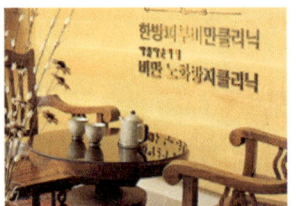

의 새로운 풍속도라고 할 수 있습니다.

    많은 사람들이 비만에서 탈출하고자 다이어트, 운동, 약물 요법에서 지방 흡입술까지 여러 가지 다양한 수단을 동원합니다. 한때는 살을 빼려고 단식원에 들어가는 것이 유행하며 유명인의 지방 흡입 논란이 불거지기도 했습니다.
    그러나 가장 중요한 것은 비만의 원인을 정확히 알고 알맞고 적절한 대처를 해주는 것입니다. 무조건 굶는다고 해서 살이 빠지는 것도 아니며, 살을 뺀 후에 올 수 있는 요요 현상이 두려운 것입니다. 무리한 운동은 오히려 건강을 해치는 부작용을 초래할 수도 있습니다. 비만은 이를테면 적절한 '도전과 응전'으로 대처해야 하는 병입니다.

    평범한 아줌마에서 몸짱으로 변신한 일산의 봄날 아줌마의 신화는 비만으로 스트레스를 받는 여성들에게 희망을 준다고 하겠습니다. 중요한 것은 그녀가 몸짱이 되기 위해 얼마나 많은 시간과 얼마나 많은 땀을 흘렸는지를 상기하는 일입니다. 노력없이 되는 일은 없으니까요.

  이 책은 20년이 넘는 세월을 여성들의 아름다움을 위해 바쳐온 저자의 비만퇴치 가이드북이며, 비만을 다스려 건강을 되찾고 아름다움 가꾸는 데 필요한 이정표라고 할 수 있습니다. 우리 모두 몸짱이 되고 건강하고 아름다운 용모를 갖게 되는 것이 저자의 소박한 바람입니다. 일찍 일어나는 새가 벌레를 잡는 법입니다.

비엔비 에스테닉 원장 **채 경 혜**

Contents 차례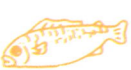

1장 비만이란 어떤 병인가?

1. 17억 명이 비만환자?   15
   비만은 21세기 신종 전염병   16
2. 비만과 체지방률의 증가   18
   지방층이 두터운 사람일수록 주의해야   19
   스스로 측정할 수 있는 지방 증가 판정법   20
   체지방의 역할도 중요하다   21
   방치하면 생활 습관병이 된다   22
3. 체질량지수로 비만도 측정하기   26
   (1) 체질량지수 계산 방법   26
   (2) 체지방계 사용법   27
   (3) 체지방 측정의 원리   29
   (4) 체지방 분석기의 종류   31
4. 비만을 부르는 생활 습관   32
   스스로 알아가는 내 비만의 원인   35
5. 비만을 관리하는 올바른 요령   41
   음식 조절하기   41
   스트레스 다루기   42
   생활 환경 다루기   43
   운동으로 체질을 바꾸자   44

2장 비만 탈출을 위한 지름길

1. 천천히, 조금씩, 오래한다   47
   식사를 거르지 않고, 꾸준히 운동한다   47
   감량 목표는 1개월에 1~2kg로   48
   잘못된 다이어트는 부작용만 키운다   49
   간식, 하지 않을 수록 좋다   50
2. 유형별 비만, 이렇게 다스려라   51
   내장 지방형을 특히 조심하라   52
   목표 체중부터 정하자   52
   다이어트 전략   54
3. 살 빠지는 10가지 습관   58
4. 올바른 다이어트 영양학   60
   (1) 에너지는 줄이고 영양의 균형을   60
   (2) 에너지와 열량의 차이를 정확히 알자   62
   (3) 지방이 많은 고에너지 식품   62
   (4) 식사 습관을 점차 바꾸자   63
   (5) 먹고 싶은 기분을 억제하는 비결   64
   (6) 다이어트 음식 제대로 만들기   65
5. 다이어트 성공을 돕는 저열량 조리법   73
   기름을 줄여라   73

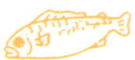 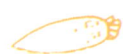 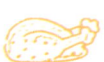

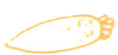 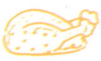

조리법을 업그레이드해라	74
설탕 대신 꿀을 사용하라	75
싱겁게, 담백하게, 식초는 많이	75
해조류와 채소를 먹자	75
저열량 식품을 이용하자	75

3장 비만을 해소하는 간단한 운동

1. 손쉽게 할 수 있는 근력 향상 체조 — 81
   - (1) 스트레칭 체조 — 81
   - (2) 근력 향상 트레이닝 — 83
   - (3) 주변 환경을 이용한 체조 — 86

2. 두 배 정도 더 걸어라 — 87
   - 기분 좋은 피로감이 느껴질 정도 — 88
   - 올바른 걷기 자세 — 88

3. 몸에 좋은 수중 운동 — 90
   - (1) 신체에 부담 없이 근력을 향상한다 — 90
   - (2) 수영은 운동 효과가 뛰어난 유산소 운동 — 91

4. 운동할 때 이 점을 주의하자 — 93
   - 운동의 기본은 준비 체조다 — 94
   - 유산소 운동으로 체지방을 공략 — 94
   - 마무리 운동을 빼놓지 않는다 — 95
   - 자신의 체력에 맞게 운동량을 조절한다 — 95
   - 공복 시나 식사 직후에는 운동을 피한다 — 96
   - 운동 중에 수분을 섭취한다 — 96
   - 컨디션이 좋지 않을 때는 무리하지 않는다 — 96

4장 비만을 예방하는 생활의 지혜

1. 마음가짐이 중요하다 — 101
   - 운동량이 적은 날은 식사도 적게 한다 — 101
   - 식사 일기를 쓰자 — 102
   - 자신의 강력한 의지가 중요하다 — 103
   - 중년 이후의 다이어트는 역시 건강유지 — 104

2. 다이어트를 원한다면 이것부터 — 105
   - 하루 최소한 10분 이상 전신 운동을 하라 — 105
   - 체중계, 만보계, 식사 일기는 필수품 — 106
   - 주 1~2회, 해금일을 정한다 — 107
   - 음미하면서 먹으면 포만감이 크다 — 107
   - 서고, 걷고, 앉는 자세를 살펴보자 — 108
   - 에너지를 많이 소비하는 운동을 한다 — 110
   - 과격한 다이어트는 오히려 역효과 — 111

  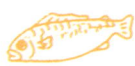 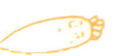

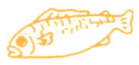 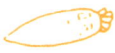 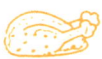

   3. 우리 아이를 소아비만에서 지킨다   112
      소아 비만, 나쁜 생활 습관이 원인이다   112
      식이 요법으로 포만감 조절하기   113
      규칙적인 운동이 필수   115

5장 지방 흡입술과 웰빙 요법

   1. 지방 흡입술이란?   121
      원인 분석이 중요   122
      지방 흡입술의 효과   123

   2. 지방 흡입술은 다이어트와 이렇게 다르다   126
      수술 후 다시 살찌지 않는다   126
      살을 빼고 싶은 부분만 뺀다   126
      흡입 상처가 보이지 않는다   128
      마사지로 빠른 회복이 가능하다   129
      시술 후 압박복을 착용해야   129

   3. 비만에 효과적인 웰빙 요법   131
      레이저 지방 흡입술   131
      메조테라피   131
      엔더몰로지와 마사지 요법   132
      성장 호르몬 요법   132

      웰빙 머드 스파 요법   133

6장 살을 빼면 다른 질병도 사라진다

   1. 대사증후군의 정체   139
      체지방이 많으면 성인병에 걸리기 쉽다   140
      대사증후군이 의심되는 현상   141

   2. 대사증후군, 그 대책은 무엇인가?   142

   3. 한국인에게 비만 치료제 적합한가?   143

7장 비만에 대한 Q&A

   1. 복부 비만   149

   2. 비만과 목욕 요법   151

   3. 산후 비만   153

   4. 하체 비만   157

   5. 다이어트로 생기는 후유증   158

   6. 한방다이어트의 효과   162

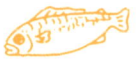 

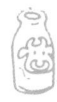

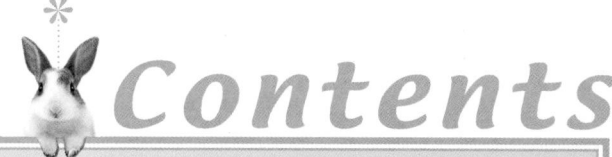

7. 음식물 섭취	167	
8. 다이어트와 운동	173	
9. 그 외의 궁금한 사항들	176	

부록 | 간식 열량표

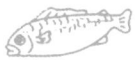
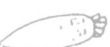

Chapter 1
비만이란 어떤 병인가?

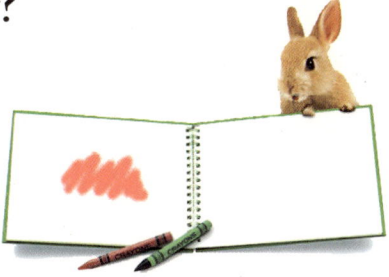

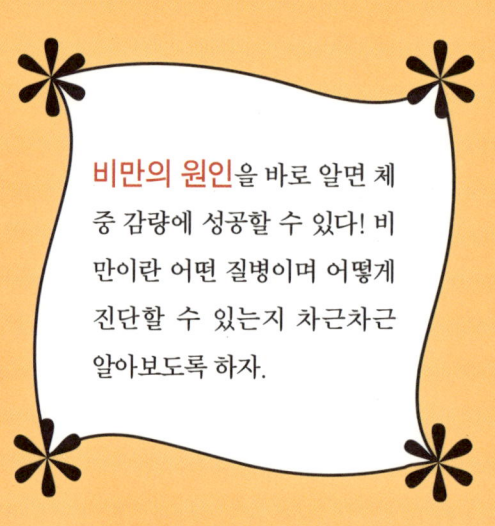

비만의 원인을 바로 알면 체중 감량에 성공할 수 있다! 비만이란 어떤 질병이며 어떻게 진단할 수 있는지 차근차근 알아보도록 하자.

1. 17억 명이 비만환자?

　삶이 윤택해지면서 급격한 증가 추세를 보이는 성인병 가운데 하나가 비만이다. 전 세계 인구의 4분의 1인 17억 명이 비만이라는 보고가 그 심각성을 잘 나타내고 있다.
　국제 비만 대책회의가 발표한 보고서를 보면 비만 인구가 점차 많아지는 것은 물론 비만으로 인한 사망자가 급속하게 느는 것으로 드러났다.
　보고서에 따르면 몸무게를 줄여야 하는 인구는 17억 명이다. 그 가운데 약 3억 1,200만 명은 표준 체중에서 최소 13.5kg이나 체중이 더 나가는데 특히 개발도상국의 비만 인구가 폭발적으로 증가하고 있다고 한다. 비만은 이제 세계적 현상으로 전염병처럼 확산되고 있는 실정이다.
　우리나라 역시 예외일 수 없어서 서구식 음식 문화가 확산되면서 함께 비만 환자가 크게 늘고 있는 실정이며, 비만이 성인병의 주범이라는 인식 때문에 비만에 대한 경각심이 날로 높아가고 있다.
　이 때문에 남녀를 막론하고 자신의 체중이 늘었다고 판단되면 우선적으로 비만을 걱정하며 많은 수고를 아끼지 않는다.
　비만은 성인병에 노출될 위험도 따르지만, 여성에게는 아름다움의 적이다. 최근 식을 줄 모르는 몸짱 열풍에 웰빙 바람이 겹쳐 건강하고 아름다운 몸을 만들기를 바라는 열망과 관심이 커져 가는 듯하다. 특히 노출의 계절인 여름철만 되면 많은 여성들이 다이어트에 적극적인 관심을 보이는 것도 이제는 쉽게 볼 수 있는 한 유행 경향이다.

이런 상황 속에서 영국 정부가 햄버거, 감자튀김 등 비만 원인식품에 비만세를 매기겠다고 해 논란이 되기도 했는데, 이것은 그만큼 비만이 사회적인 문제가 되고 있다는 것을 나타낸다.

또 미국 질병통제 센터는 지난 2000년 한 해 동안 비만 및 운동 부족으로 발생한 질병으로 숨진 사람이 총 40만 명으로 같은 기간 전체 사망자의 16.6%를 차지했다고 발표했다.

우리 주변에서도 비만으로 고민하는 사람들이 눈에 띄게 늘고 있으며, 비만 아동들도 적잖이 생겨나고 있는 실정이다. 개인 건강을 위해서라도 비만을 예방하려는 자신만의 특별한 예방법을 마련해야 한다.

비만은 21세기 신종 전염병

비만은 이제 단순한 미용의 문제가 아니라 생명과 직결되는 중요한 건강의 문제로 떠오르고 있다. 그래서 세계 보건 기구(WHO)는 비만을 21세기 신종 전염병으로 선포했다.

비만은 모든 성인병의 원인이다. 당뇨병, 고혈압, 고지혈증, 동맥 경화, 심장병, 뇌졸중 등과 직접적인 관련이 있으며, 각종 소화기 및 호흡기병을 비롯해 관절염, 발기부전, 대장암, 담낭암, 유방암의 발병에도 직접 또는 간접적인 영향이 있음이 밝혀졌다. 특히 최근 비만이 심혈관 질환과 뿌리를 같이하는 질병, 즉 대사증후군이라고 인식되고 있다.

그러나 자신의 체중이 많이 나간다고 해서 무작정 비만으로 몰아붙이는 것은 금물이다. 특히 비만을 어떤 객관적인 방법을 택하지 않고 자가 진단하기 전에 알아두어야 할 사항이 있다. 먼저 어떤 상태가 비만인지 정확히 파악해야 한다는 것이다.

자신은 비만이라고 생각하지만 아닌 경우처럼 외형적인 몸 상태만으로 비만이라고 아예 단정을 짓는 사람들이 적지 않다. 몸이 뚱뚱하고 체중이 많이 나간다고 해서 전부 비만이라고 생각한다면 그것은 잘못된 생각이다.

비만은 체중의 증가와 상관이 있기는 하지만, 중요한 것은 체중이 얼마나 늘었나 하는 것보다는 신체의 어느 부분에 지방이 있는지가 중요하므로, 가령 가슴이나 팔, 엉덩이에 있는 것보다 허리와 복부에 있는 지방이 건강에 한결 좋지 않은 영향을 미친다. 체중이 똑같다 해도 아랫배가 나온 사람은 심장병과 암에 더 잘 걸린다는 통계가 이를 밑받침한다.

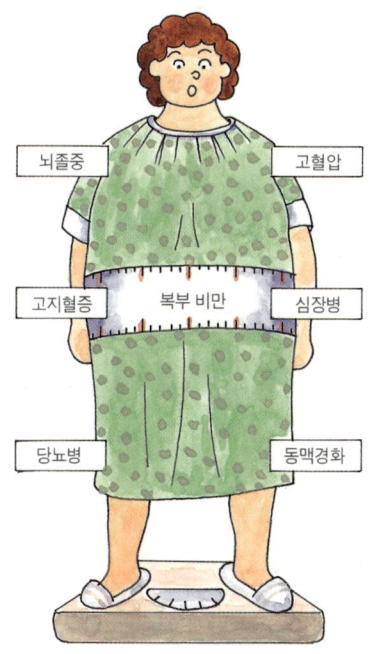

체중이 많이 나가면 각종 성인병에 걸리기 쉬우므로 특히 주의해야 한다.

복부 비만이 있는 사람은 심장병 발생률이 그렇지 않은 사람에 비해 9배 더 높고, 뇌졸중 발생 확률은 2.3배 더 높다는 것은 의학적으로 이미 밝혀진 사례이다.

Doctor's clinic

비만인지 아닌지를 진단하는 자가 진단법

자신이 비만인지 아닌지는 다음과 같은 몇 가지 자가 진단법으로 확인할 수 있다.

표준 체중

자신의 키(cm)에서 100을 뺀 값에 0.9를 곱하면 구해지며, 표준 체중의 20%를 넘으면 비만으로 판정한다.

예) 키 160cm, 체중 60kg이면 (160-100)×0.9로 54kg이 표준 체중.

비만도는 $\frac{(60-54)}{54} \times 100$, 즉 11%이다.

신체질량지수(BMI)

가장 많이 이용되는 비만 지표로, 체중(kg)을 키(m)로 나누어 계산하며 지수가 25 이상이면 비만이다.

복부 비만 정도(WHR)

허리 둘레 나누기 엉덩이 둘레로, 여자는 0.85이상, 남자는 0.95이상이면 비만으로 판정한다.

2. 비만과 체지방률의 증가

인간의 몸은 수분, 근육, 지방 세 가지로 구성된다. 그 가운데 가장 많은 비중을 차지하는 것이 수분으로, 체중의 50~60%가 물이다. 나머지는 근육이 약 15~20%, 그리고 지방이 15~25% 정도로 구성된다.

비만이란 이 세 가지 중에서 지방의 비율이 높은 상태를 말한다. 그러므로 비록 체중이 무겁다 하더라도 근육이 잘 발달해 있고 지방의 비율이 낮다면 비만이 아니다.

예를 들어 150kg 이상 체중이 나가는 씨름 선수들 중에 실제로 근육은 많고 지방이 적어서 비만이 아닌 사람도 있다. 보기에 뚱뚱하고 체중이 많이 나가더라도 반드시 비만이라고 단정할 수는 없음을 뜻한다.

자신이 비만인지 아닌지는 체중의 증가보다 체지방률로 판정하는 것이 더 효율적인 방법이다. 지방의 무게를 지방 체중이라고 하며 지방 체중이 차지하는 비율을 체지방률이라고 한다.

보통 체지방률은 남성 15~19%, 여성 20~25%가 표준이다. 비만은 이 표준치를 넘어서 남성 25% 이상, 여성 30% 이상이 되었을 경우를 말한다.

즉 체중이 많이 나간다고 비만이 아니라 몸속의 체지방이 증가하면 비만인 것이다. 따라서 다이어트를 한다면 체중을 줄이는 것을 목표로 하기보다 체지방을 줄이는 것을 목표로 하는 것이 올바른 다이어트 방법이다.

그렇다면 체지방률이 높다는 것은 무엇을 의미하는 것일까?

지방층이 두터운 사람일수록 주의해야

뚱뚱하지 않은데 체지방률은 높은 사람이 있으며, 겉보기에 날씬

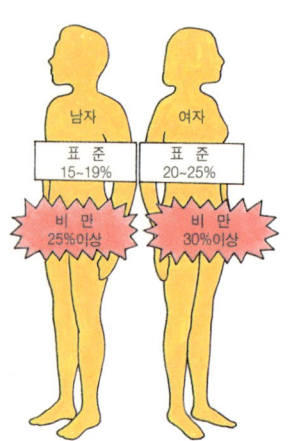

체지방률 측정으로 비만 여부를 편리하게 알 수 있다.

하고 표준치 체중이 나간다고 해도 결코 안심할 것은 아니다. 마른 체격도 비만일 수 있는데, 이것을 감추어진 비만이라고 한다.

이러한 결과는 운동 부족을 이유로 꼽을 수 있다. 또한 특히 잘못된 식사 습관이 원인이 된다. 밥 대신 과자류나 케이크 등의 간식을 자주 먹어서 영양이 과도하게 편중된 사람이 많아지는 것도 비만이 증가하는 이유 가운데 하나다.

이런 사람은 체중은 증가하지 않더라도 근육이 빠지는 대신에 지방이 증가해서 체지방률이 높아진 상태가 된다. 그러므로 설령 마른 체질이라 해도 감추어진 비만인지 아닌지를 체지방률 측정으로 알아보는 것이 비만을 예방하는 좋은 방법이다.

체지방률을 측정하기 위해 따로 시간을 내기 어렵다면 골격이나 근육이 발달하고, 체형이 완성되어 갈 나이(여성은 18세, 남성은 20세 무렵)의 체중을 떠올려 볼 때 그때보다 체중이 5kg 이상 증가한 사람은 체중이 표준치라고 하더라도 감추어진 비만일 가능성이 매우 크다.

🩺 스스로 측정할 수 있는 지방 증가 판정법

- 20세 전후의 체중과 체중을 비교하는 방법

  현재의 체중(kg) − 여성 18세(남성 20세) 때 체중 = (   )

  20세 전후 무렵보다 5kg 이상 증가했다면 주의해야 한다. 10kg 이상 몸무게가 증가했다면 체지방이 상당히 증가한 상태다.

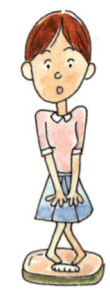

- 20세 전후의 허리와 현재의 허리둘레를 비교하는 방법

  현재의 허리둘레(cm) − 여성 18세(남성 20세)의 허리둘레 (cm) = (   )

  20세 전후 무렵보다 3cm 이상 허리둘레가 증가했다면 주의해야 한다. 6cm이상 늘었다면 체지방이 상당히 증가해 있는 상태다.

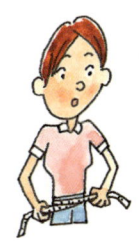

- 현재의 신장과 허리둘레로 계산하는 방법

  허리둘레(cm) ÷ 신장(cm) = (   )

  계산한 수치가 0.5 이상인 사람은 체지방이 상당히 증가한 상태다.

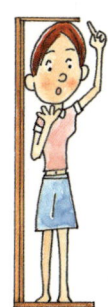

체지방의 역할도 중요하다

체지방은 지방 세포라는 세포가 모여서 생긴 지방 조직으로, 그 수는 성인의 경우 250억 개에서 300억 개로 추정된다. 또한 체지방은 붙어 있는 장소에 따라서 피하 지방과 내장 지방으로 나뉜다. 비만의 원인이 되는 지방은 우리 몸에서 중요한 역할을 한다. 우선 체지방은 에너지를 저장하는 역할을 한다. 예를 들어 겨울철에 산에서 조난을 당해 먹지 못하더라도 체지방에 축적해 두었던 에너지를 써서 생명을 유지할 수 있다.

또한 특히 피하 지방은 추위나 더위로부터 몸을 보호하는 단열재 작용과 외부의 충격을 완화, 내장을 보호하는 쿠션 역할을 한다. 건강에 무조건 나쁜 것처럼 생각되는 체지방이지만, 반드시 우리

몸에 불필요한 것은 아니며, 이처럼 중요한 기능을 수행한다.

단, 내장 지방은 당뇨병이나 고혈압 등 생활 습관병의 원인이 되는 여러 가지 물질(생리활성 물질)이 분비한다고 알려져 있다. 그러나 체지방이 이렇게 여러 가지 역할을 한다고 해서 지나치게 체지방이 쌓이지 않도록 주의해야 한다.

한편, 피하 지방이 붙는 곳은 남성과 여성 사이에 차이가 있다. 일반적으로 남성은 배 주변과 허리, 등의 순서로 지방이 붙는다. 그러나 여성은 엉덩이 아래쪽, 엉덩이 상부의 옆구리에서 허리에 걸쳐 지방이 붙기 시작해서 배나 배꼽 주변으로 점차 확대된다.

남성은 상반신부터, 여성은 하반신부터 지방이 붙는다고 생각하면 된다.

또 연령에 따라서도 상황이 달라진다. 30세 전반까지 여성은 여성 호르몬의 분비가 왕성해 같은 하반신이라도 엉덩이나 허벅지를 중심으로 지방이 붙는다. 그리고 갱년기 이후는 남성과 마찬가지로 배나 하복부에 살이 찌기 쉽다.

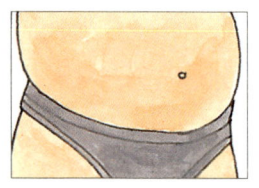

남성의 피하 지방

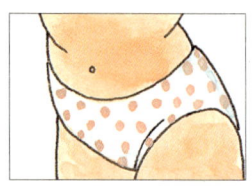

여성의 피하 지방

체지방이 쌓이는 곳은 성별과 연령에 따라 다르다.

방치하면 생활 습관병이 된다

비만에서 벗어나려고 여러 가지 방법으로 다이어트를 하지만 결국 흐지부지되는 경우가 많다. 비만이 건강에 나쁘다는 것을 알고 비만 탈출을 꿈꾸면서도 환경을 바꾸지 않아서 실패하는 것이다. 그러나 비만이 건강을 해치며, 비만을 방치하면 생활 습관병을 일으킬 수도 있다는 사실을 잊지 않는 것이 가장 중요하다.

생활 습관병은 과식이나 운동 부족, 흡연, 음주 등 생활 습관의 무질서가 원인이 되는 병으로, 이러한 불규칙한 생활을 몇 년이고 계속하면 내장 지방이 증가해서 당뇨병이나 고지혈증 등 여러 가지 성인병이 발병하기 쉽다.

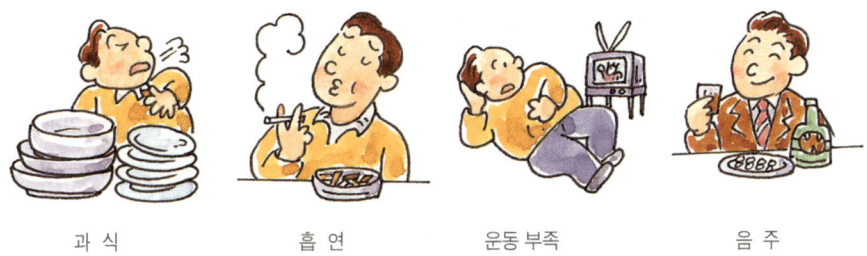

* 성인병을 부르는 불규칙적인 생활 습관 *

과 식　　흡 연　　운동 부족　　음 주

• 비만인 사람은 암에 걸리기 쉽다

　음식 섭취량 제한은 가장 중요한 비만의 예방과 치료법이다. 물론 운동으로 열량 소모를 병행해야 하지만 한 끼에 밥 3분의 1 공기를 덜 먹으면 매일 30분을 뛰어야 소비되는 열량을 줄일 수 있다.

　또한 절식은 노화를 지연한다는 설은 여러 가설 가운데 유일하게 근거가 있다. 쥐를 대상으로 한 동물 실험과 사람에 대한 연구에서 열량 섭취량이 적을수록 수명이 길다는 것이 확인됐다.

　세계 제일의 장수 지역으로 손꼽히는 일본 오키나와 주민은 미국인보다 섭취 열량이 평균 40%나 적은 것으로 나타났다.

　거기다가 미국 노인층에 비해 인지력이 75% 높고, 유방암과 전립선암은 80%, 난소암과 대장암은 50%가 적으며 엉덩이 관절(고관절) 골절도 50%, 관상동맥 질환도 80%가 적게 걸리는 것으로 알려져 있다.

　음식 섭취를 줄이는 것으로 이렇듯 엄청난 효과를 거둘 수 있다. 비만은 물론 암과 노화의 원인으로 꼽히는 활성 산소와 당화 생성물을 줄일 수 있기 때문이다. 접히는 뱃살, 뇌졸중이나 관상동맥 질환처럼 언제 터질지 모르는 혈관 질병, 당뇨병, 고혈압 등 만성질환은 모두 남아도는 열량과 관련이 깊다.

그렇다면 무엇을 어떻게 줄여야 할까?

서구의 경우 고지방, 고열량 식단이 성인병을 일으키는 결정적 이유이지만 우리나라는 꼭 그런 것만도 아니다. 국민 영양 실태 조사에 따르면 노인층의 지방 섭취량은 오히려 부족하다. 결국 밥을 포함해 먹는 양을 조금씩 줄여야 한다는 것이다. 밥을 줄이는 대신 허기가 지지 않도록 반찬, 야채, 과일로 배를 채운다. 다만 대도시 젊은층일수록 서구와 마찬가지로 고지방, 고열량식이 큰 문제가 된다.

같은 양이라도 돼지 갈비는 안심 불고기보다 지방이 4배 많고, 같은 깻잎이라도 튀김으로 먹을 때 열량(220kcal)은 나물(20kcal)보다 열배가 넘는다.

또한 갈비, 돼지머리, 삼겹살 등 고지방식 음식과 어육류, 튀김류, 패스트푸드식품을 삼가야 한다. 이렇게 열량이 높은 음식으로 한 끼 식사를 했다면 하루 열량을 한꺼번에 먹었다고 생각해야 한다.

기름이 없는 살코기와 생선으로 음식으로 한 끼를 실컷 먹었다면 1주일은 만족스럽게 절식하도록 하자.

- **비만과 생활 습관병과의 관계**

비만과 생활 습관병에 관한 다음과 같은 통계를 살펴보자.

표준 체중을 넘어서고 있는 사람은 표준 체중 이내인 사람에 비해 심장질환 발병률이 2배, 고혈압증이 3.5배, 당뇨병이 5배나 높게 발병하는 것으로 측정되었다. 또 비만인 사람은 대장암이나 유방암 발병률도 일반인보다 높다.

특히 40세를 넘으면 생활 습관병에 걸릴 확률은 자연히 늘어난다. 이 나이가 되면 누구나 건강하다고 해서 안심할 수 없으며, 생활 습관병 가운데는 자각 증상 없이 몸속에서 병이 진행되는 경우도 있다.

생활 습관병을 예방하려면 평상시에 다음과 같은 사항을 지키자.

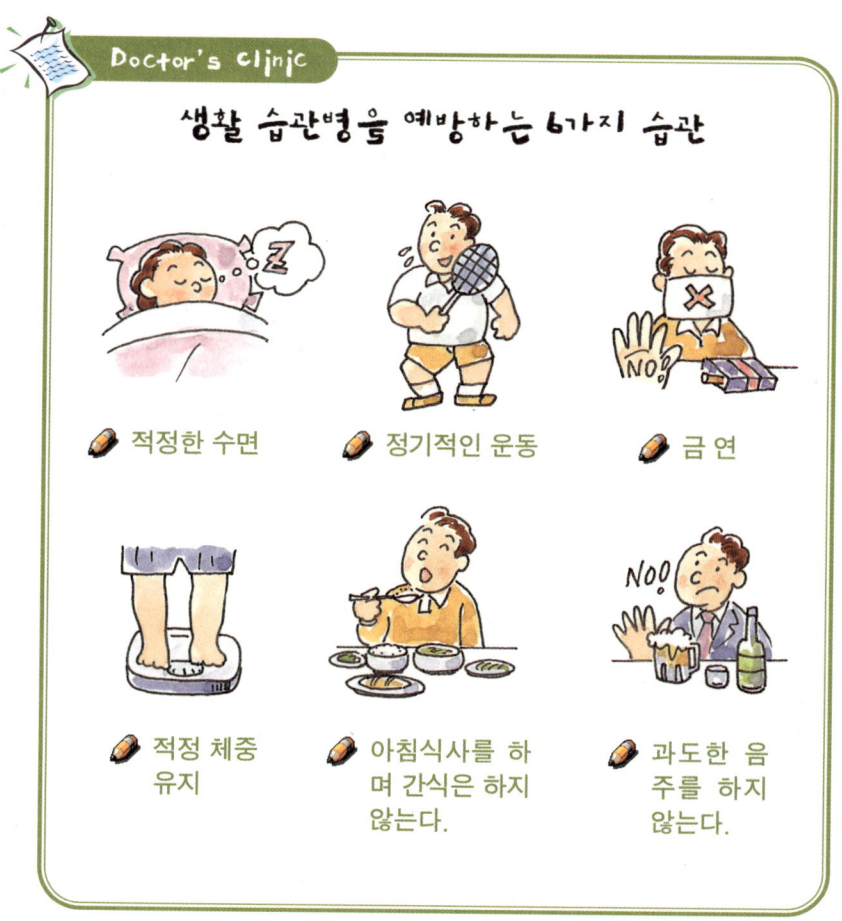

Doctor's Clinic

생활 습관병을 예방하는 6가지 습관

- 적정한 수면
- 정기적인 운동
- 금연
- 적정 체중 유지
- 아침식사를 하며 간식은 하지 않는다.
- 과도한 음주를 하지 않는다.

이상은 모두 비만 예방법과 공통된 점이 있다. 즉 비만에 걸리지 않는 것이 생활 습관병을 사전에 예방하는 것이라고 말할 수 있으며 다이어트는 건강을 유지하면서 병을 치료하는 데 도움이 된다고 할 수 있다.

3. 체질량지수로 비만도 측정하기

비만인지 아닌지를 판단하려면 표준 체중을 조사해야 한다. 표준 체중을 계산하는 방법으로 체질량지수(BMI)가 세계 공통으로 쓰이고 있다.

(1) 체질량지수 계산 방법

체질량지수(BMI)는 체중(kg)과 신장(m)의 수치를 사용해서 계산한다.

체질량지수가 22가 되는 체중이 표준 체중이며, 18.5에서 22.9까지를 정상 범위, 23.0에서 24.9를 비만 경향, 25 이상을 비만, 18.5 미만을 말랐다라고 판단한다.

체질량지수로 볼 때, 가장 큰 문제는 몸무게가 아니라 근육과 지방의 비율이다. 이 표준 체중은 인간독이나 건강 진단 등 조사 결과를 토대로 어떤 신장일 때 병에 걸릴 확률이 적고 사망률도 가장 낮은 체중이다 라는 판단 아래 만들어진 것이다. BMI가 표준이라 하더라도 체지방률이 30%를 초과하면 그 사람은 비만이라고 할 수 있다.

표준 체중은 어디까지나 비만을 측정하는 기준점이라고 생각하자.

신장 165cm, 체중 55Kg인 사람의 경우 체질량지수를 계산하면, 정상 범위인 $55 \div 1.65 \div 1.65 = 20.2$(소수점 한 자리 이하는 버림)로 측정된다.

📖 비만의 판단 기준(아시아, 우리나라의 경우)

BMI	판정	합병증 위험도
18.5 미만	마름	낮다(단, 다른 병에 걸릴 위험성은 있음)
18.5이상 23미만	정상 범위	평균적
23이상 25미만	비만 경향	증대
25이상 30미만	비만(1도)	중간 정도
30이상	비만(2도)	중증

(2) 체지방계 사용법

체질량지수 수치가 비만이 아닐 것 같더라도 체지방을 정확히 조사하자. 지금까지 비만이 아니라고 생각했지만, 실제 체지방률이 높은 감추어진 비만일 수도 있으며 또 체질량지수가 비만이라고 나온 사람도 체지방률을 확실히 알아 다이어트의 새로운 동기로 삼아야 한다.

요즘은 가정에서도 쉽게 체지방률을 측정할 수 있는 체지방계가 시판되고 있는데, 이것은 BIA(생체 인피던스)를 사용해 '지방은 전기를 통과하기 어렵다' 라는 성질을 이용한 측정 방법이다. 체내 전기를 흐르게 하고 그 흐르는 통과 정도에 따라 체지방률을 계산한다.

체지방계에는 양손으로 쥐는 유형과 체중계처럼 올라가는 유형 두 종류가 있다. 그러나 어떤 유형이라도 측정을 바르게 하지 않으면 정확한 수치를 얻을 수 없다.

체지방률을 측정할 때 주의할 점은 다음과 같다.

손에 쥐는 체지방계일 경우

- **측정 자세**

  다리를 약간 벌리고 서서 체지방계를 쥔 양손을 곧게 뻗는다. 팔을 굽히면 실제보다 적게 측정되므로 주의해야 한다.

- **측정 시간대**

  오전 중이 좋다. 측정하는 시각은 일정하게 하고, 또 체지방 측정은 체내의 수분이 중요하므로 사우나 운동을 한 후 등 체내 수분 부족 상태일 때는 측정을 피하도록 한다.

- **측정할 때 상태**

  장갑을 끼고 있지 않다면 어떤 상태라도 괜찮다.

위로 올라서는 체지방계일 경우

- **측정 자세**

  넓적다리가 붙지 않게 다리를 벌리고 서며 팔다리를 곧게 편다.

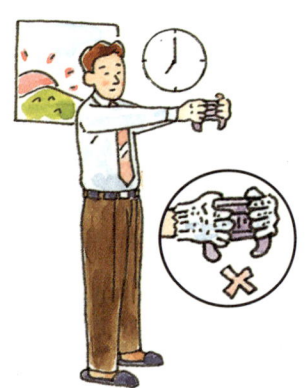

손에 쥐는 체지방계의 경우

- 측정 시간대

    오후 6시부터 8시가 좋다. 측정하는 시각은 일정하게 정한다. 사우나나 운동을 한 직후, 체내가 수분이 부족한 상태일 때는 피한다. 저녁식사 후나 술을 마신 이후도 피한다.

- 측정할 때의 상태

    대부분 동시에 체중도 잴 수 있으므로 옷을 걸치지 않은 상태일 때보다 더 정확하게 측정할 수 있다. 아울러 발바닥에 각질이 있다거나 발이 건조한 상태라면 체지방률을 정확히 측정할 수 없으므로 이 점을 주의한다.

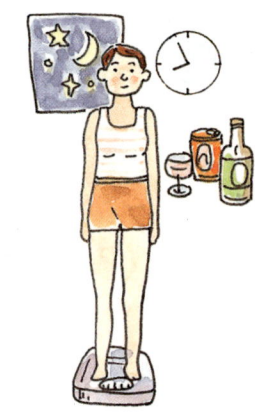

위로 올라서는 체지방계의 경우

 * 어떤 체지방계든 수치가 흔들리기 쉬우므로 최소한 1주일은 같은 시간대에 측정을 피하고, 그 평균치를 자신의 체지방률로 봐야 한다.

(3) 체지방 측정의 원리

헬스클럽과 비만클리닉에는 비만도를 간단히 측정하는 체지방 측정기가 많이 비치되어 있다. 발을 체지방 측정기에 올려놓고 1분 30초에서 2분 정도를 기다리면 저절로 체지방을 측정하고, 비만인 사람은 '비만, 운동 부족'이라는 경고까지 뜬다.

그러면 체지방 측정의 원리는 무엇일까?

몸속 전기 저항을 측정한다

인체의 지방을 측정하려면 몸의 부피와 밀도를 재어 보면 된다.

체지방을 구하는 가장 정확한 방법은 사람이 수조 속에 들어가 비중을 재어 몸무게와 비교하는 방식, 즉 수중 체밀도법이 있다. 지방은 밀도가 낮고 근육은 밀도가 높기 때문에 두 성분의 밀도차를 비교하면 지방량을 알 수 있다.

하지만 이런 방법은 상당히 번거롭기 때문에 새로이 고안된 것이 바로 생체 임피던스 측정법(BIA)이다.

1983년 노보에르 박사가 몸속의 수분과 전기 저항과의 관계를 밝혀내면서 이 측정법이 실용화되었다. BIA는 인체에 250mA 정도의 약한 전류를 통과시켜 체내 저항값인 임피던스를 측정하는 것이다.

인체의 구성 성분인 단백질, 무기질, 지방 가운데 전류가 통과하는 것은 전도성이 높은 물밖에 없다.

따라서 인체에 전극을 접촉시켜 전류를 흘려주면 전류는 물을 따라 흐르게 된다. 몸 안에 물이 많으면 전기가 흐르는 통로가 넓어져 저항이 적고 물이 적으면 전기가 흐르는 통로가 좁아져 저항이 커진다.

이를 통해 몸속에 있는 물의 부피를 알아낼 수 있고 몸속의 물의 부피를 알아내면 지방을 제외한 근육량을 산출할 수 있다.

근육의 73% 정도가 물이라는 것이 생리학적으로 밝혀졌기 때문에 몸무게에서 물, 근육(단백질+무기질)을 빼면 체지방량을 구할 수 있다.

한국인의 체성분은 살펴보면 평균적으로 남성(여성)의 경우, 물 62.4%(56.5%), 단백질 16.5%(15.2%), 무기질 5.8%(5.3%), 체지방 15.3%(23.0%)으로 구성되어 있다.

(4) 체지방 분석기의 종류

BIA 원리를 이용한 체지방 분석기는 1980년대부터 상품화되었다. 처음에는 누워서 측정하는 방법을 사용되다가 1990년대부터는 서서 체지방을 측정하는 방법이 개발됐다.

또한 인피던스 측정 부위도 처음에는 단주파수로 전신의 지방을 측정하다가 점점 다주파수로 부위별로 측정하면서 정밀도가 높아졌다.

체지방 측정기 가운데 첨단 기기는 부위별로 체지방을 재는 측정기다. 바이오 페이스 사가 세계 최초로 개발한 인바디는 발판 위에 올라가 양손에 전기 단자를 잡고 기다리면 전체 체지방량뿐만 아니라 팔, 다리, 몸통 등의 부위별 크기와 복부의 비만도를 계산해 준다.

이렇게 부위별로 측정이 가능한 것은 사람 몸을 다섯 개의 원통으로 나누어 따로 인체 저항을 측정하는 5원통 모델 방식을 채택했기 때문으로 전류를 흘려주고 전압을 측정하는 것을 다섯 번 하면 가능하다.

휴대용 체지방 측정기는 상체의 인체 저항을 구하는 방식을 채택했는데, 양쪽 측정 단자를 엄지와 검지를 이용해 측정기를 잡은 후 5초 정도 지나면 체지방량이 측정되어 나온다.

두 가지 방법 모두 사람의 몸을 하나의 원통으로 가정한 뒤 원통 전체의 저항을 계산한다. 하체의 인체 저항을 구하는 방식은 비교적 간단하지만 사람은 상체에 지방이 몰려있기 때문에 수치가 정확하지 않을 수 있고, 상체의 인체 저항은 측정 자체가 좀 까다로운 편이다.

가정에서 사용하기 편한 체지방 측정기는 키, 몸무게, 나이, 성별 등을 입력한 뒤 저울처럼 판 위에 올라가면 체지방을 알 수 있다. 이 기기는 오른쪽 발에서 왼쪽 발로 전기를 흘려준 뒤 양쪽의 전압 차이를 측정하는 방법을 사용한 것이다.

전압의 차는 바로 인체 저항을 의미하며, 인체 저항을 계산하면 위에서 말한 방식으로 체지방량을 계산할 수 있다.

4. 비만을 부르는 생활 습관

만일 자신이 뚱뚱하다면 한 번쯤 그 원인이 무엇인지 생각해 보았을 것이다.

일반적으로 살이 찌는 원인은 여러 가지인데 그러나 주된 이유는 먹은 음식의 열량이 소비한 열량을 웃돌기 때문이다.

소비 에너지보다 섭취한 에너지가 크면 여분의 에너지는 지방으로 몸속에 축적된다. 즉, 갑자기 살이 찌는 것이 아니라 매일 조금씩 지방이 축적되어 비만해지므로, 결과적으로 살이 찌는 원인은 평소의 생활 습관에 있다고 보면 타당하다.

그러므로 비만을 해소하려면 우선 자기의 살찐 원인을 알아내서 그것부터 개선해야 한다. 그렇지않으면 일단은 살이 빠지더라도 다시 원래대로 돌아가 버릴 수 있고, 또한 다이어트를 한결 어렵게 만든다.

살이 찌는 원인을 알려면 다음 페이지의 질문 항목을 보면서 스스로 생활 습관을 점검해 보자.

생활습관 50가지

1. 살찌기 쉬운 체질인 것 같다.
2. 물만 마셔도 살이 찐다.
3. 부모나 형제도 살이 쪘다.
4. 아침을 거르는 일이 많다.
5. 하루에 두 끼만 먹는 일이 많다.
6. 식사 시간이 불규칙하다.
7. 외식이 잦다.
8. 밤에 잠자기 직전에 먹는 일이 많다.
9. 남보다 빨리 먹는 편이다.
10. 잘 씹지 않고 먹는다.
11. 텔레비전이나 신문을 보면서 먹는 경우가 많다.
12. 한꺼번에 배불리 먹는 일이 많다.
13. 여행할 때나 추석, 설날 등 명절이 되면 다른 때보다 더 많이 먹어서 살이 찐다.
14. 간식을 자주 먹는 습관이 있다.
15. 과일이나 과자류가 늘 주변에 있다.
16. 간식을 보면 배가 부른 상태에서도 손이 간다.
17. 식후에 디저트를 먹는다.
18. 무의식 중에 과자 한 봉지를 다 먹어버리는 수가 있다.
19. 기분이 나쁠수록 많이 먹는다.
20. 남으로부터 과식한다고 지적을 받은 적이 있다.
21. 배부를 정도로 먹지 못하면 마음이 후련하지 못하다.

22. 배가 부르더라도 좋아하는 것이 있으면 또 먹는다.
23. 남이 먹고 있는 것을 보면 덩달아 먹게 된다.
24. 많이 먹고 난 다음에 꼭 후회한다.
25. 초조하면 먹게 된다.
26. 식사 초대를 받으면 거절하지 못한다.
27. 오늘은 특별한 날이니까 하는 식으로 이유를 달아서 푸짐하게 음식을 먹을 때가 많다.
28. 의지가 약하다고 생각할 때가 있다.
29. 스스로 착실한 사람이라고 생각한다.
30. 하기 싫은 일은 피하는 경우가 종종 있다.
31. 단것을 매우 좋아한다.
32. 진한 맛을 좋아한다.
33. 기름진 음식을 좋아한다.
34. 야채나 해조류의 섭취가 부족하다.
35. 패스트푸드나 인스턴트식품을 즐겨 먹는다.
36. 술을 자주 마신다.
37. 먹을 것을 살 때 항상 언제나 많이 산다.
38. 음식을 요리할 때 많이 만든다.
39. 음식이 남으면 아깝다는 생각에서 다 먹어 치운다.
40. 음식 대접을 받으면 남김없이 먹는다.
41. 음식을 남기는 것은 예의에 어긋나는 일이라고 생각한다.
42. 아침에 일찍 일어나지 못해 밤에 일을 많이 한다.
43. 체중을 자주 재지 않는다.

44. 헐렁한 옷을 입을 때가 많다.
45. 거울에 전신을 비춰 보는 일이 거의 없다.
46. 주위에 뚱뚱한 친구가 많다.
47. 운동하는 것을 싫어한다.
48. 과식보다 운동 부족 때문에 살이 찌는 경향이 있다고 생각한다.
49. 운동을 한 날은 먹는 양도 그만큼 늘어난다.
50. 가까운 거리도 차를 이용할 때가 많다.

스스로 알아가는 내 비만 원인

비만 유형은 질문 항목을 얼마나 많이 선택했는가에 따라 달라질 수 있다. 복수의 유형에 해당할 경우는 비만의 원인이 복합적이라는 결과를 나타내므로 각 유형의 설명을 보면 도움이 될 것이다.

• 1~3 문항까지 한 개라도 해당한다면?

혹시 부모가 뚱뚱하니까, 체질이니까 하고 자신의 비만을 유전의 탓으로 돌리고 있는 건 아닌지 생각해 볼 만하다.

비만 유전자가 발견되기는 했지만, 유전이 비만에 영향을 미칠 경우는 전체 비만자의 30% 정도에 지나지 않는다. 살이 찌는 원인 중 대부분은 식사나 생활 습관 등 환경적인 인자 때문이다. 만약 가족 모두가 살이 찐 상태라면 식사의 질이나 식사 방법 등 가족의 생활 습관 그 자체가 비만을 초래했을 가능성이 크다.

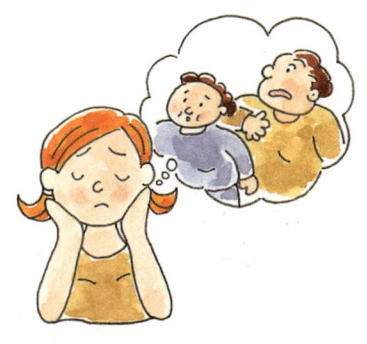

만일 살찌기 쉬운 유전적 요인을 갖고 있더라도 의학에 기초한 올바른 다이어트를 한다면 성공할 확률이 훨씬 높다.

• 4~8 문항까지 한 개라도 해당한다면?

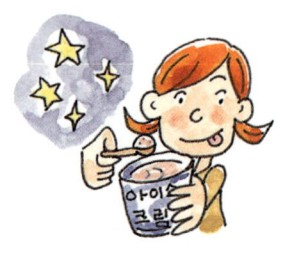

뚱뚱한 사람들은 보편적으로 아침식사 거르기와 야식을 습관처럼 반복하는 경우가 많은데, 이 두 가지는 비만에 많은 영향을 미친다.

우선 아침 식사를 하지 않으면 10시쯤 되어서는 배가 고파 간식을 먹게 되거나 점심 식사 때 배가 고파 폭식을 할 가능성이 높아 식사가 결국 불규칙해진다.

또 식사와 식사의 시간 폭이 길어지면 신체의 방어 본능이 작용해서 다음에 먹은 음식을 지방으로 축적해 버린다.

다음에 밤참이라고 불리는, 야식의 경우 대개 빵이나 컵라면 등 고열량 식품을 선호하게 된다. 인간의 몸은 자는 사이에 에너지를 축적하려 하기 때문에 잠자리에 들기 전에 고열량 성분을 섭취하면 그 대부분이 지방으로 축적되기 쉽다.

아침 식사를 거르거나 야식을 즐기는 등 불규칙한 식사를 하는 것은 비만을 초래하는 확실한 길이다.

• 9~13 문항까지 한 개라도 해당한다면?

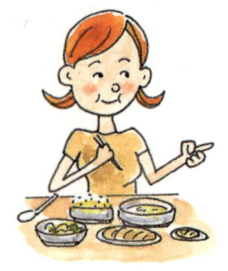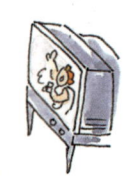

음식을 빨리 먹는다든지, 다른 일을 하면서 식사를 하거나 또 한꺼번에 많은 음식을 먹는 폭식은 살을 찌기 쉽게 만드는 3대 요인이다.

왜냐하면 음식을 먹을 때 뇌의 시상 하부에 있는 만복중추에서 배가 부르다는 신호를 대뇌로 보내지만, 빨리 먹는 버릇이 있는 사람은 대뇌에 이 신호가 보내지기 전에 많은 양을 먹기 때문이다.

마찬가지로 텔레비전 등을 보면서 먹는 경우에도 대뇌가 다른 것에 신경을 쓰느라 배가 부르다는 신호를 미처 알지 못함으로써 과식을 하게 된다.

식사 간격이 길어졌을 때 폭식을 하기 쉬운데, 공복 상태에서 음식을 많이 먹으면 지방이 더 잘 쌓이게 된다.

이러한 유형은 평소 식사 버릇을 개선해야 비로소 다이어트에 성공할 수 있다.

• 14~18 문항까지 한 개라도 해당한다면?

남보다 많이 먹지 않는데도 살이 찐다고 호소하는 사람들이 있다. 오히려 살찌는 것이 두려워 의식적으로 음식물 섭취를 줄여도 계속 살이 찐다는 것이다.

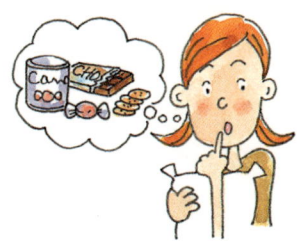

이런 경우는 대체로 간식을 즐기는 유형이라고 보면 타당할 것이다.

만일 조금이라도 의심이 가는 부분이 있다면 시험 삼아 하루에 섭취하는 것을 자세히 기록하는 것도 좋은 방법일 것이다. 일을 하면서 먹는 초콜릿이나 사탕, 식사 후에 비스킷을 먹는 등 배가 고프지도 않은데 무의식적으로 간식을 먹고 있지는 않은지 되돌아 보자.

사탕 한 개쯤이야 하고 우습게 여길지 모르겠으나, 사탕 다섯 개를 먹으면 순식간에 100kcal가 되는 열량을 섭취하는 결과가 되고 만다. 초콜릿도 한 조각쯤은 괜찮겠지 하고 먹을지 몰라도 초콜릿 하나가 500kcal나 된다. 초콜릿 하나면 라면 한 그릇과 비슷한 열량을 간식으로 섭취하는 셈이니 살찌지 않을 도리가 없다.

또 이 유형의 사람은 스트레스가 원인이 되어 많이 먹는 경향이 있다. 스트레스를 먹는 것으로 풀지 말고, 다른 스트레스 해소법을 찾아보는 것이 다이어트 성공의 비결이다.

• 19~23 문항까지 한 개라도 해당한다면?

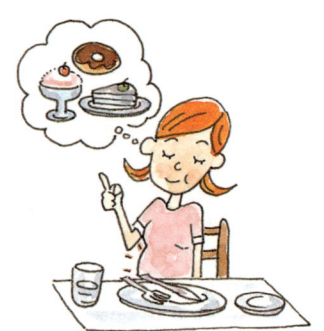

뚱뚱한 사람의 약 80%가 아무리 배가 불러도 좋아하는 것이라면 또 먹을 수 있다고 한다. 소위 디저트를 먹는 또 다른 배를 가진 사람들이다. 그들 가운데 어떤 이는, 설령 숨쉬기 거북할 정도로 배가 불러도 요리가 나오면 먹지 않고는 견딜 수가 없다고 말하기도 한다.

이런 유형은 포만감이 마비되어 식욕을 제어하지 못하는 경우가 많다. 즉 위가 확장된 셈이다.

위확장이란 위가 커져 있어서가 문제가 아니라, 많이 먹어서 위에 가득 차지 않으면 뇌가 만족하지 못하는 상태다. 정상적인 포만감을 회복시키려면 위 전체의 70% 정도만 채운다는 기분으로 식사량을 조절할 것을 권한다.

• 24~30 문항까지 한 개라도 해당한다면?

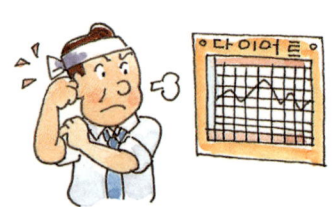

여기에 해당되는 유형은 크게 두 가지로 나눌 수 있다. 너무 자신을 안이하게 생각하고 거듭 다이어트에 실패하면서도 낙천적인 성격 때문에 스트레스를 별로 받지 않아서 오히려 이전보다 살이 더 찌는 경우가 많다.

또 하나는 필요 이상으로 엄격한 유형이다. 혹독하리만큼 무리한 다이어트 계획을 세워 놓고 계획대로 잘 되지 않으면 자기혐오에 빠지는 유형으로, 스트레스의 영향을 받아 폭식을 해서 살이 더 찌게 된다.

다이어트를 하면서 완벽하게 만점을 받으려고 하면 실패할 확률이 더 높다. 다이어트를 하다보면 언제나 작은 실패가 따르는 것이 당연하다고 여기고, 장기적으로 잘해 나갈 수 있도록 노력하는 것과 지금까지 해 온 다이어트를 바꿔 볼 필요도 있다.

- **31~36 문항까지 한 개라도 해당한다면?**

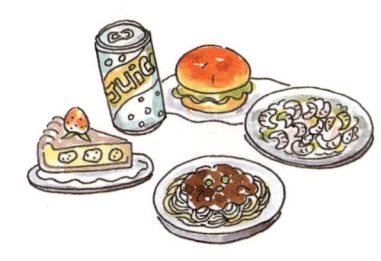

단것과 자극적인 맛을 좋아하는 사람이며 달콤한 케이크나 기름을 많이 사용한 중화요리 등 고열량의 살찌기 쉬운 음식물을 좋아하는 경향이 강하다. 특히 살찐 사람은 진하게 맛을 낸 요리를 좋아하는데, 음식의 맛이 싱겁지 않고 진할 때는 밥이나 빵 등을 많이 먹기 쉽고 목도 마르기 쉬워 탄산음료나 술을 많이 마시게 되므로 영양 과잉이 되기 쉽다.

패스트푸드나 인스턴트식품 등은 열량이 높은 반면, 간단히 먹을 수 있어 열량이 초과되기 쉽다.

이러한 유형은 사람은 음식물 기호를 조금씩 바꿔 나가는 것이 바람직하다. 우선 고열량 식사를 2주일 정도 참는 것부터 다이어트를 시작하자.

- **37~41 문항까지 한 개라도 해당한다면?**

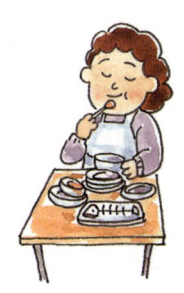

이 유형은 주부나 중년 이후의 여성에게 많다. 남긴 음식을 버리기 아까워서 먹는 경우가 대부분이다.

아깝다고 생각하는 것도 때로 필요하지만, 이런 생각은 다이어트를 할 때만큼은 조심해야 한다. 다이어트와 건강을 위해서 웬만큼 절제하고 과감히 버리는 쪽을 택하는 것이 한결 낫다. 더욱이 비만이 원인이 되어 성인병에 걸리기라도 한다면 경제적인 면에서 큰 타격을 받을 수도 있다.

이른바 보릿고개를 넘긴 우리 부모들이나, 또는 극심한 가난을 경험한 사람들 가운데는 음식을 남긴다는 자체가 죄를 짓는다고 여기는 경우도 있을 것이다. 그러나 풍요로운 시대에 살고 있다고 자부하는 요즘에 음식을 남기지 않고 전부 먹는다는 것은 그다지 큰 미덕이 될 수 없다. 오히려 건강을 해치는 마이너스 요인이 된다는 사실을 잊어서는 안 될 것이다.

- 42~46 문항까지 한 개라도 해당한다면?

이러한 경우는 행동에 문제가 있다고 보면 맞을 것이다.

매일 헐렁하고 편한 옷을 입고 있다면 한 번쯤 자신을 반성해 볼 일이다. 헐렁한 옷은 긴장감을 덜하게 하고 몸의 선도 아름답게 표현하지 못하므로 이제 건강과 체형을 위해 과감하게 변신할 필요가 있다.

또한, 자주 체중을 재지 않는 사람도 적지 않은 문제를 안고 있다. 자신이 뚱뚱하다는 사실을 의식적으로 외면해서는 안 된다.

우리 속담에 '친구 따라 강남 간다'라는 말이 있듯이 친구가 어떤 부류인가에 따라 자신이 받는 영향도 커진다. 즉, 뚱뚱한 친구가 많은 사람은 자신의 식사 습관이나 음식 기호도 닮기 쉽다. 친구와 다른 메뉴를 주문한다든지 혹은 친구에게도 열량이 낮은 음식을 권해서 친구들과 함께 다이어트하는 것도 다이어트에 성공할 수 있는 좋은 방법이다.

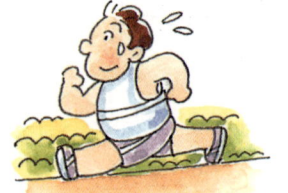

- 47~50 문항까지 한 개라도 해당한다면?

운동 부족으로 살찐 사람은 근육이 작고 동글동글한 체형을 갖은 사람이 많다. 또 기초 대사량도 적어서 근육질인 사람에 비해 살찌기 쉬운 경향을 보인다.

보편적으로 운동을 싫어하는 사람에게 아무리 운동의 중요성을 강조한다고 해도 그냥 흘려듣는 경우가 많다. 만일 적당한 운동을 하지 않고, 식사 요법으로만 다이어트를 하면 지방뿐 아니라 근육까지 쇠퇴하게 된다.

몸을 활발히 움직인다거나 운동을 하는 것은 다이어트를 위해 빼놓을 수 없는 일이다. 우선은 몸을 움직여서 일상생활 중의 활동량을 증가시키는 것이 바람직하다.

5. 비만을 관리하는 올바른 요령

비만은 체중이 얼마나 늘었나 하는 것보다는 신체의 어느 부분에 지방이 모여 있느냐 하는 것이 중요하다. 가슴, 팔, 엉덩이에 있는 지방보다 허리와 복부에 있는 지방이 몸에 훨씬 나쁘다. 체중이 같더라도 아랫배가 나온 사람은 심장병과 암에 걸릴 가능성이 높다.

최근 들어 어린이 비만 역시 사회 문제로 대두되고 있는 실정이다. 어린이들이 비만으로부터 자유로워지려면 무엇보다 부모의 역할이 중요하다. 특히 부모가 모두 비만일 때 자녀가 비만이 될 확률은 80%, 부모 가운데 한 명이 비만일 때는 40%, 부모 모두가 비만하지 않다면 10% 정도다.

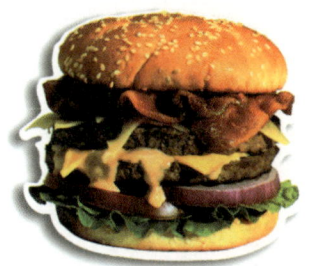

바쁜 현대인이라도 적게 먹고 많이 움직이는 기본 원칙을 따라야 살을 뺄 수 있다.

음식 조절하기

살을 빼는 가장 좋은 방법은 음식을 적게 섭취하고 많이 움직이는 것이다. 이 방법이 비만을 다스리는 가장 합리적인 방법이기는 하지만 제대로 실천할 수 없는 것이 또한 바쁜 현대인들이다. 그러나 이 원칙마저 무시한다면 그 사람은 영원히 비만 탈출을 기대하기 어렵다.

비만은 생활 습관에서 비롯된 병이므로 생활 습관의 개선이 지속적인 체중 감량을 돕는 최선의 방법이다. 비만이 걱정된다면 우선, 하루 식사 열량을 평소보다 500~600kcal 정도 줄이도록 한다. 개인차가 있긴 하지만 이 정도면 한 달에 2kg 정도의 몸무게를 줄일 수 있다.

이와 함께 먹는 음식의 비율 역시 무시할 수 없다. 탄수화물은 하루 총 열량에서 60~65%, 지방은 20~25%, 단백질은 15~20% 정도가 이상적이다.

조리할 때는 육류의 경우, 기름이 많은 부위를 제거하고 먹는 것이 좋다.

잡곡밥 위주의 섬유질이 풍부한 식사를 하고, 가공 식품보다는 직접 조리한 신선한 식품을 먹도록 한다. 또한 단백질은 육류보다 생선으로 섭취하는 것이 좋다.

스트레스 다루기

비만에는 몇 가지 원인이 있지만, 현대인들에게 가장 두드러진 것은 스트레스로 인한 과식이다.

인간이 스트레스를 느끼면 신경전달 물질이 교감 신경을 자극해서 심신 모두를 긴장 상태에 빠뜨리게 한다. 이 긴장감에서 생기는 의한 초조감은 음식을 먹을 때 진정되어 감정의 균형을 유지하는데, 이러한 식습관을 폭식이라고 한다. 중요한 것은 스트레스에서

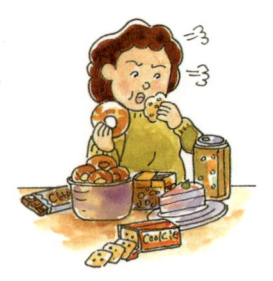

폭식 습관은 스트레스와 밀접한 관계가 있으며, 여성들에게 많이 나타난다.

오는 식욕은 가짜 공복감이는 것이다.

스트레스가 직접적인 비만의 원인은 아니라고 하지만, 이처럼 먹는 것으로 스트레스를 해소한다면 많은 위험 부담이 따른다. 다이어트를 위해서 우선 스트레스를 줄이는 것이 중요하다.

또 단것을 섭취하면서 스트레스를 해소하는 사람도 있는데 이것 역시 경계해야 한다.

특히, 설탕이 많이 든 케이크나 과자, 파이, 초콜릿, 도넛, 아이스크림 등은 지방까지 같이 들어 있어서 비만을 초래하는 다이어트의 천적이다.

또 혈당을 올리는 흰빵, 흰쌀, 감자의 섭취를 줄이고 현미, 야채, 과일을 많이 먹는 것도 권장 사항이다.

생활 환경 다루기

흔히 비만을 유전이라고 말하는 사람이 있으나 전적으로 그렇다고 말할 수는 없다. 최근 비만 유전자가 발견되어 학계에서 상당한 관심을 기울이고 있지만, 아직 풀리지 않은 부분이 적지 않은 실정이다.

일반적으로 비만은 유전 요인이 30%인 반면, 환경 요인은 70%라고 한다. 환경 요인이라는 것은 기름진 요리를 좋아하는 등 식사 기호와 예를 들어, 휴일 집에서 움직이지 않고 누워 지내는 등 운동 부족을 포함해서 말한다.

즉 같은 음식을 먹으면서 생활방식도 비슷한 가족들은 가족원 모두가 비슷한 체형을 갖고 있게 마련이다. 반대로, 비만 유전자 때문에 살찌기 쉬운 체질인 사람이라도 생활 환경을 점차 바꿔 나간다면 비만 해소에 많은 도움이 될 것이다.

운동으로 체질을 바꾸자

현대인들은 이래저래 걷는 것을 귀찮아한다. 바쁜 일상에 쫓기다 보니 걸을 만한 여유가 없다는 말도 나오지만 걷기보다 아예 차를 더 의존하는 것이 현실이다. 하다못해 가까운 곳을 가도 차를 이용한다거나 청소나 세탁을 할 때 가전제품을 이용하는 등 몸을 움직일 기회가 점점 더 줄어가고 있는 것이 우리의 생활이다.

최근 들어 성인 평균 섭취 에너지는 별로 증가하지 않은데도 불구하고 비만 환자가 꾸준히 늘어나는 것은 바로 걷기나 운동에 소홀한 탓이다.

어떤 경우든, 비만은 소비 에너지가 섭취 에너지보다 적기 때문에 여분의 에너지가 지방으로 축적되어 일어나게 된다. 즉 최근의 비만은 운동 부족이 커다란 요인이다.

운동 부족은 단순히 소비 에너지가 줄어드는 것만을 말하는 것이 아니다. 운동하지 않으면 근육이 쇠퇴하고 기초 대사량도 줄어든다. 즉 지방이 쌓이기 쉬워져서 살찌기 쉬운 체질로 변한다.

웬만한 거리는 걷는 습관을 들이고 하루에 단 10분이라도 정기적으로 운동을 할 수 있는 여건을 스스로 만들어 가자.

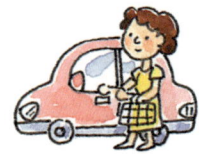
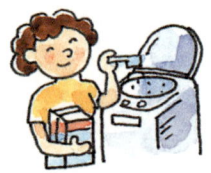
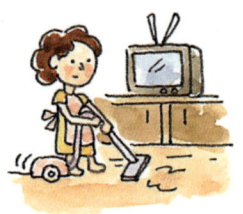

스스로 최대한 몸을 움직이는 생활 여건을 만드는 의지가 중요하다.

Chapter 2

비만 탈출을 위한 지름길

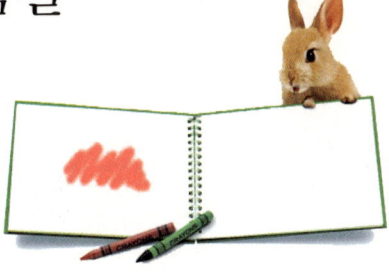

비만이 어떤 병인지 알았다면 이제 조급함을 버리고 현재의 **생활 습관**과 **운동량, 음식 섭취** 등을 점검해 보자.

1. 천천히, 조금씩, 오래한다

비만으로 고민하는 사람들 대부분은 짧은 기간에 살을 빼려고 한다. 그 생각이나 바람은 결코 허황된 것이라고 할 수 없으나 단기간에 체중을 줄인다는 것은 건강에 매우 위험하다.

근육이나 뼈가 감소할 뿐만 아니라 영양실조에 걸리거나 현기증이나 빈혈로 쓰러지는 경우도 생겨날 수도 있다. 또 후유증으로 인해 요통이나 무릎 관절통을 일으킬 가능성도 있다.

무엇보다 유념해야 할 사항은 단기간에 살을 빼기 위한 무리한 다이어트는 계속 지속하기가 어려워 중단하게 되고, 다시 살이 찌는 악순환을 반복하는 경우로 이어지기도 한다는 것이다.

건강을 해치지 않고 살을 빼려면 마음을 느긋하게 하고 서둘지 말고 지구전으로 들어가는 것이 바람직하다. 올바른 식생활을 확립하고, 체질에 맞는 운동을 끈기 있게 해 나가야 한다.

지나치면 안 하는 것만 못하다는 말처럼 은근함과 끈기를 가지고 비만과의 전쟁을 펼쳐나갈 때 실패를 최소화할 수 있다.

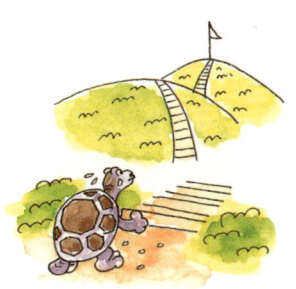

단기간에 살을 빼는 것보다 살을 뺀 후 꾸준한 관리가 더 중요하다.

🏥 식사를 거르지 않고, 꾸준히 운동한다

다이어트 방법 중 가장 기본이 되는 것은 바로 생활 습관의 개선이다.

평상시 식사나 잘못된 습관을 고치는 것은 물론, 평소 적절한 운동으로 운동 부족을 해소하는 것이 다이어트의 기본 지침이며, 그런 생활을 따르는 것이 중요하다.

그러나 단순히 식사량을 줄이는 것이 다이어트는 아니다. 다이어트 기간 중에 건강을 유지하려면 필요한 영양소를 균형적으로, 고르게 섭취하는 것이 중요하다.

  1일 3식, 즉 하루 세 끼 식사를 빼먹지 않고 먹어야 하는 이유가 여기에 있다. 예를 들어, 하루에 두 끼를 먹으면 3회 식사로 섭취해야 할 식품수를 2회에 섭취해야 하므로, 식품의 종류가 적어져 필요 영양소가 부족해지기 쉽다. 또한 식사 간격이 길면 1회의 식사량이 늘어나기 때문에 체지방으로 축적된다.

  또 자칫 과식을 하게 되고, 빠른 식사나 폭식 등 한꺼번에 몰아 먹어서 살찌기 쉬운 체질을 만드는 나쁜 버릇에 길들여지는 것을 막아야 한다. 따라서 하루 세 끼 식사 습관을 유지하는 것이 기본이다.

  식사량 조절만으로 다이어트를 시작하려는 것은 결코 옳은 방법이 아니다. 운동을 하지 않는 다이어트는 비록 체중은 줄일 수 있을지 몰라도 여분의 체지방뿐만 아니라 근육이나 뼈까지 줄일 가능성이 있어 건강을 해칠 위험성이 따르게 된다. 근육을 빼지 않고 체지방만 줄이려면 음식 조절과 운동을 병행해야 한다. 따라서 효과적으로 체지방을 줄이려면 식사와 운동이 조화롭게 균형잡힌 다이어트를 진행하는 것이 중요하다.

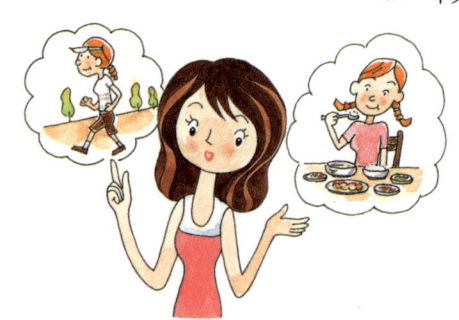

비만 탈출은 규칙적인 식사와 식사량 조절 및 꾸준한 운동을 병행할 때 가능하다.

감량 목표는 1개월에 1~2kg로

  이상적인 감량 목표는 1개월에 1~2kg, 6개월에 5~10kg 이내가 되어야 한다. 이 정도의 다이어트라면 체지방이 붙기 어려운 생활습관으로 변화할 수 있어 성공 가능성을 높일 수 있다. 단, 지속적으로 다이어트를 진행할 경우에 작은 실패가 따를 수도 있을 것이다. 그러나 감량 수칙을 지켜가면서 자신의 체중을 관리한다면 그렇게 우려할 것은 아니다.

만일 예기치 못한 환경으로 과식을 했거나 시간이 없어 운동을 하지 못했다 해도 절대 도중에 포기하면 안 된다. 때로 다이어트를 쉬는 날을 갖고, 최종적으로 다이어트를 성공시킬 수 있으면 그만이다. 작은 실패에 사로잡혀 최종 목표를 잃어버리지 않도록 하는 것이 지속적인 다이어트를 성공하는 비결이다.

잘못된 다이어트는 부작용만 키운다

매일 접하는 신문 잡지, 광고 어느 매체를 보더라도 다이어트 정보가 끊이지 않는다. 그만큼 사람들이 평상시에 다이어트에 대한 관심이 높다. 특히 특정 식품을 먹어서 살을 뺐다는 식의 광고도 자주 시야를 어지럽힌다. 다이어트라는 단어 자체가 흥미를 유발하는 주제 가운데 하나라고 해도 과언이 아닐 것이다. 따라서 다이어트에 대한 그릇된 상식 때문에 생기는 사건 사고도 많이 접하게 된다.

단식이나 숙변 제거, 혹은 식품을 이용한 식이 다이어트 등 살을 뺄 수 있는 방법은 많으나 효능 면에서 아직 부정확한 것이 많다.

또한 부작용이 있는 경우도 적지 않다. 이런 경우 설령 다이어트를 계속하면 어느 순간 체중이 줄지는 모르나 얼마 지나지 않아 다시 살이 찌는 현상이 나타날 수 있다.

특히 무리한 다이어트로 단기간에 대폭적인 감량을 성공

잘못된 다이어트는 오히려 건강을 해치기 쉬우며, 요요 현상과 각종 부작용을 일으킬 수 있다.

하게 되더라도 체중이 다시 원래대로 되돌아가 오히려 체지방이 증가하는 경우가 흔하다. 무리한 감량을 하면 먹고 싶다는 충동이 점점 커져서 그 반동으로 폭음, 폭식을 초래할 수도 있다. 거기다가 단기간에 급격히 마르면 다이어트를 중단한 순간, 빠른 시간 내에 지방이 축적되고 마는 허무한 결과를 빚게 된다.

간식, 하지 않을수록 좋다

간식이 비만을 유발한다는 것은 잘 알려진 사실이다. 특히 잠자리 들기 전에 먹는 간식은 곧바로 비만과 연결된다는 사실도 익혀 알려졌다. 그런 그러한 사실을 우려하면서 간식의 기준을 궁금해 하는 사람들이 많다.

간식은 글자 그대로 식사와 식사 사이의 음식이다. 간식의 의미를 잘 모르는 사람은 강냉이도 간식이냐는 궁금증을 가질 수 있고, 과일은 간식이 아니라고 생각하는 사람도 있다.

간식이 어떤 것인지 묻는다면 식사 시간을 지나서 먹는 음식은 모두 간식이라고 대답할 수 있다. 간식에 대해 이렇게 장황스럽게 설명하는 것은 간식을 피하는 것만으로도 2kg의 감량 효과를 볼 수 있기 때문이다.

간식이 왜 체중 감량에 좋지 않은지 알기 위해 먼저 음식을 먹을 때 어떤 현상이 몸속에서 일어나는지 알아보자.

식사 또는 간식을 먹게 되면, 곧바로 위장은 음식물을 흡수하는 일을 시작한다. 대부분의 음식은 거의 탄수화물 성분이 들어 있어 식사 후에 혈당이 바로 상승한다.

혈당이 상승할 때 혈당을 조절하는 인슐린은 해결사로 등장한다.

인슐린은 혈액 내에 흡수된 당분 성분을 간으로 보내며 지방을 합성하는 지휘자의 임무를 맡는다. 인슐린이 활동하는 이 시기는 지방의 소비가 억제된다. 아무리 지방을 연소시키는 유산소 운동을 한다고 해도, 이 시기에는 지방이 소비되지 않는다. 식사를 시작한 시간부터 혈액 내의 혈당이 정상화될 때까지 인슐린은 계속 자신의 임무를 담당하는 것이다.

이 시간은 사실 어떤 음식을 먹느냐에 따라 조금씩 달라진다. 그러나 일반적으로 대략 두 시간이 인슐린 작용으로 지방 대사가 이뤄지지 않는 시간이라고 보면 된다.

이런 이유로, 간식을 먹으면 사실상 지방의 소비 시간이 없어진다. 살을 빼고자 할 경우 아무리 열심히 운동을 하고 절식을 하더라도 간식 문제를 근본적으로 해결하지 않는 한 다이어트에 성공할 확률이 아주 낮다.

이제라도 간식을 먹지 않겠다고 결심한다면 오랜 비만의 고통에서 조금씩 벗어날 수 있을 것이다.

2. 유형별 비만, 이렇게 다스려라

비만은 그 유형에 따라 몇 가지로 구분된다. 지방이 어디에 붙느냐에 따라 비만의 형태가 달라진다. 예를 들어 배 주위를 중심으로 윗부분에 지방이 붙는다면 사과형 비만이라고 하며, 남성이나 중년 여성에게 많은 유형이다. 엉덩이나 넓적다리에 살이 붙는 사람은 서양배형 비만이라고 부

* 비만의 유형 *

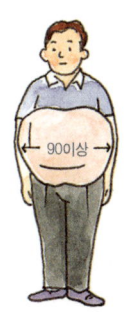
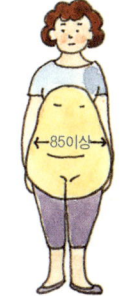

사과형 비만
(허리 둘레 90cm 이상)

서양배형 비만
(허리 둘레 85cm 이상)

르며 특히 이 경우는 젊은 여성에게 많다.

내장 지방형을 특히 조심하라

지방은 피하 지방과 내장 지방이 있다. 사과형인 사람은 내장 지방이 많은 유형에 속한다. 반면 서양배형인 사람은 피하 지방이 많은 유형으로 나뉜다.

특히 주의해야 되는 유형은 사과형이다. 사과형은 내장 지방이 많은 유형이다. 이 유형은 혈당치나 중성 지방, 혈압의 수치가 올라가기 쉬우며, 생활 습관병을 일으킬 위험성이 있어서 당장 다이어트를 시작해야 한다.

내장 지방형인지 아닌지는 자신의 허리둘레를 재어 보면 쉽게 알 수 있다. 허리둘레가 남성은 90cm 이상, 여성이 85cm 이상이라면 내장 지방형일 가능성이 높다.

목표 체중부터 정하자

다이어트를 시작할 때, 우선 자신의 목표 체중부터 정하는 것이 중요하다. 얼마를 언제 동안 어떻게 줄이겠다는 자신과의 약속일 수도 있다.

목표 체중은 앞에서 소개했던 체질량지수(BMI)를 사용한 표준 체중으로 계산한다.

우선은 자기 체중과 신장을 정확히 계산한 후에 아래에 소개되는 '계산 A' 방법에 따라 체질량지수치를 알아낸다. 남녀 모두 체질량지수는 22가 표준치이다. 당신의 체질량지수가 22와 비교해서 어떻게 나오는가?

다음에 '계산 B'에 따라서 계산해 보도록 한다. 신장(m)×신장(m) 체질량지수(BMI)에서 나온 수치가 당신의 표준 체중이며 목표 체중이다. 현재의 당신의 체중에서 '계산 B'에서 나온 수치를 빼면 당신이 다이어트로 몇 kg이나 감량하면 좋을지 알 수 있다.

그러나 그 중에는 체질량지수가 22인데도 몸이 무겁다는 사람이 있을지도 모른다. 특히 상태에 신경을 쓰는 젊은 여성일 경우 체질량지수를 19 정도로 설정해도 좋다.

목표 체중이 결정되었어도 감량 목표는 1개월에 1~2kg씩 줄이는 것을 기본으로 삼도록 한다. 초조해하지 말고 천천히, 어디까지나 감량을 할 때 조급한 마음에 무리하는 것은 금물이다.

Doctor's Clinic

체질량지수(BMI)로 자신의 목표 체중 계산하는 법

계산 A

우선 당신의 체질량지수(BMI)를 계산해 보자. 우선 신장을 두 번 곱한다.
(신장)m×(신장)m=a
체중을 위의 수치 a로 나눈다.
(몸무게)kg÷a=체질량지수(BMI)

예 1

신장 155cm, 체중 57kg인 경우
1.55×1.55=2.4
57÷2.4=23.7
체질량지수(BMI)는 23.7이 된다.

비만 탈출을 위한 지름길 **53**

> 🔖 **계산 B**
> 다음에 당신의 목표 체중을 계산한다.
> 신장을 두 번 곱하고 그 수치에 표준 체중 체질량지수치인 22를 곱한다.
> (신장)m×(신장)m×22=목표 체중
>
> 🔖 **예2**
> 신장 155cm, 체중 57kg인 사람의 경우, 1.55×1.55×22=53
> 목표 체중은 53kg이며, 4kg의 감량이 필요하다.

다이어트 전략

 미국 피츠버그에서 열린 생리 학회에서 펜실베니아대학교 연구팀은 남성은 육식을, 여성은 채식을 좋아하는 것은 선천적으로 타고난 성별 때문이라는 내용의 논문을 발표했다.

 연구팀은 목구멍과 심장, 이자와 긴 창자 등에 분포되어 있는 미주(迷走) 신경과 이자에서 분비되는 몇 가지 호르몬 분비 상태를 분석한 결과, 남녀가 음식을 소화하는 체계가 다르다는 것을 발견했다.

 그런 이유로 대부분의 남성이 치즈버거와 같은 여성이 샐러드류를 좋아하는 경향이 있음을 밝혔다.

 다이어트 전문가들은 살을 빼려고 하는 사람은 각자의 식습관이 다른 점을 고려한 개인별 특성에 맞는 맞춤 다이어트를 실시해야 성공 가능성이 높다고 권한다.

- 남녀의 차이에 주목하라

여성은 다이어트를 할 때 기름진 음식을 무조건 안 먹는 경향이 있다. 한국 여성은 지방 섭취는 부족하고 탄수화물은 과잉 섭취하는 경향이 있는데, 우선 밥, 빵 등과 같은 탄수화물 함유량이 높은 음식 섭취를 줄이자.

남성은 대부분 야식 증후군이 있다. 아무리 늦게 귀가해도 반드시 저녁은 챙겨 먹는다는 사람들에게 흔한 증상이다.

이것은 뱃살이 찌는 주된 원인으로, 저녁식사 후에 먹는 야식은 하루에 섭취하는 열량의 50% 이상을 섭취한다. 이를 방지하려면 아침 식사량을 늘리고 저녁 술자리를 줄여야 한다. 술자리에서 먹는 안주는 그대로 살로 이어질 수 있다.

술은 영양소가 없고 열량만 높아 대사 과정에서 먼저 빠져나가지만 안주는 고스란히 몸속에 저장되고 만다. 안주를 먹지 않고 술만 마시면 살은 찌지 않겠지만 근육이 손실되며 간, 뇌, 심장 등 장기의 손상을 가져온다.

- 식욕별로 살을 빼라

다이어트를 하면 자칫 영양의 불균형이 오기 쉽다. 적게 먹으면서도 다이어트 효과를 보려면 각자 입맛에 맞게 주식의 종류도 함께 바꾸어야 한다.

일반적으로 쇠고기, 삼겹살 등 기름진 음식을 먹어야 힘이 생기고 채소만 먹으면 풀독이 오른다고 생각하는 육식주의자는 우선 육류나 버터 등을 덜 먹고 생선이나 식물성 섬유 등 불포화 지방산이 많은 음식으로 조금씩 지방의 질을 바꾸도록 한다.

반면 채식주의자는 흰쌀밥이나 통일빵 등 정제된 곡식으로 만든 음식 대신 현미나 잡곡밥, 콩밥을 먹도록 한다. 또 과일을 먹더라도 사과, 바나나, 포도 등 종류를 매일 바꿔 가며 양은 적더라도 다양하게 먹는 것이 좋다.

• 목표를 세워라

키와 몸무게를 따져 만든 표준 체중에 현혹될 필요가 없이 각자의 '건강 체중'을 지키도록 노력해야 한다. 사람마다 키는 같아도 체격이나 체형이 천차만별이다. 다이어트나 운동 등으로 몸무게가 줄어 기분이 상쾌하게 느껴질 때 몸무게가 건강 체중이다.

일반적으로 30세의 체중에서 5kg 내외의 체중이 건강 체중이라고 생각하면 적당하다. 비만의 원인은 사람마다 다르므로 원인에 따라 대처한다는 마음가짐이 필요하다.

바빠서 운동할 여가가 없다면 평상시 신체 활동량을 늘려야 한다. 몸무게 75kg의 성인이 가만히 있을 때 1분에 1kcal를 소모하며, 달리면 1분에 8kcal 정도를 소비한다. 서서히 가볍게 움직여도 2kcal 정도가 소비되는 것이 정상이다.

따라서 1주일에 5일 이상 하루 20~30분 정도 아이들과 놀거나 산책이나, 청소, 계단 오르기만 해도 체중 감소에 많은 도움이 된다. 지하철을 기다릴 때 승강장을 거닐거나 엘리베이터 안에서 손가락이나 발가락을 꼼지락거리는 등 항상 몸을 움직이도록 노력하는 것이 다이어트에 좋다.

살이 찌기 쉬운 사람은 운동이나 신체 활동, 식사 습관 등을 자주 점검하고 더 많이 신경 써야 한다.

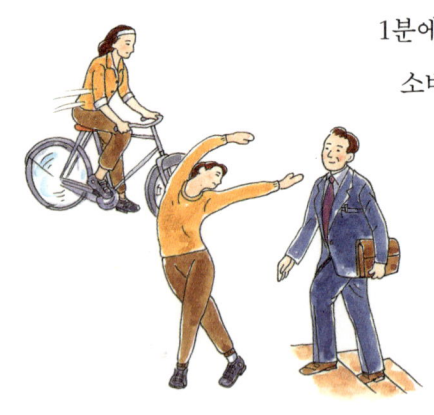

조금만 신경 쓴다면 손쉬운 운동으로도 비만을 충분히 예방할 수 있다.

- **유산소 운동으로 지방을 연소시켜라**

    다이어트에 효과적인 운동은 크게 나누어 유산소 운동, 근력 트레이닝, 스트레칭 세 가지가 있다. 이 중에서 가장 효율적으로 체지방을 줄일 수 있는 것이 유산소 운동이다.

    유산소 운동이란 체내로 끊임없이 산소를 받아들이는 운동이다. 유산소 운동은 지방이 연소할 때 많은 산소가 사용되기 때문에 체지방 연소에 도움이 된다.

    유산소 운동은 격렬하지 않으면서도 숨을 멈추지 않고 호흡하면서 전신 근육을 천천히 계속적으로 움직여 주는 운동이다. 걷기, 자전거, 수영 등은 대표적인 유산소 운동이다.

    유산소 운동을 할 때 중요한 것은 연령이나 체력, 심신 상태 등을 생각해서 자기에게 맞는 운동을 선택하는 것이다.

    자기 방식대로 운동을 하면 갑작스런 심장발작이나 혈압 상승 등의 문제를 초래할 수도 있다.

    특히 비만인 사람이나 중년 이후의 사람들은 모르는 사이에 생활 습관병에 걸렸을 가능성도 있으므로 운동을 시작하기 전에 전문의 상담을 받아 보는 것이 좋다.

- **간단한 운동이라도 지속적으로**

    효과적으로 체중 감량을 성공하려면 운동으로 하루 300kcal 정도를 소비해야 하는데, 이것은 여성이 45분, 남성이 35분 정도를 계속 달렸을 때 소비하는 열량이다.

    또한, 1시간 정도의 걷기를 하였더라도 1주일에 한 번뿐이라면 효과는 반감된다.

10분 정도라도 걷기를 매일 하는 쪽이 훨씬 효과가 있다. 그렇다고 일정하게 정해진 시간에 얽매일 필요는 없고, 꾸준히 매일 계속하는 것이 중요하다.

3. 살 빠지는 10가지 습관

 살 빠지는 10가지 습관

1. 일어나자마자 동네 한 바퀴를 가볍게 산책한다.
2. 주부의 경우 아침 설거지를 하면서 뒤꿈치 들기를 10~20분 동안 지속한다.
3. 오후 2~3시 사이에 줄넘기를 1,000회 정도씩 실시한다.
4. 전철이나 버스에서 오른쪽 다리를 살짝 들고 왼쪽다리 까치발 서기를 반복한다.
5. 저녁 때 가벼운 조깅을 20분 정도 한다.
6. 장보러 갈 때 속보로 걷는다.
7. 틈이 나는 대로 살을 주무르고 살짝 꼬집으며 때리기를 반복한다.
8. 기름진 안주를 먹는 것은 자살 행위라는 것을 기억하라.
9. 저녁 때 텔레비전을 보면서 윗몸 일으키기와 팔굽혀 펴기를 한다.
10. 저녁 6시 이후에 일체 간식을 먹지 않는다.

우선 잠에서 깨면 10분 정도 집 앞을 산책하듯 가볍게 걷는다. 아침 식사는 공복을 느끼지 않을 정도로 가볍게 하며 과식은 되도록 피한다.

출근길 또는 외출할 때 전철이나 버스에서 오른쪽 다리를 살짝 들고 왼쪽 다리는 까치발로 서 있는 것을 반복하는 것도 효과적이다. 가능하면 가려는 곳보다 한 정거장 전에 내려 속보로 걷는다.

설거지를 할 때 10~20분 동안 다리를 어깨 넓이 정도로 벌리고 뒤꿈치를 들고 한다.

또 시간을 내어서 하루에 30분씩 줄넘기를 한다. 처음에는 천천히 1,000회 가량 한 뒤 차차 횟수를 2,000회 정도로 늘려 꾸준히 하는 것이 좋다.

틈만 나면 살을 주무르고 꼬집고 때리는 방법도 효과가 있다. 옆구리 군살을 빼려면 두 엄지손가락으로 양쪽 골반의 윗부분을 강하게 눌러준 뒤 문지르듯이 손바닥으로 비벼보자.

비만의 최대 적은 역시 술자리로, 높은 열량과 허기를 강하게 자극하는 다이어트에 치명적인 적이므로 자제해야 한다.

저녁 시간에 동네에서 조깅을 하는 것도 좋다. 처음에는 1분 정도 달리고 2분 정도 걷는 것으로 시작한다.

30세 미만은 하루에 30분 동안 3.2km 정도를 뛰고 30~40대는 하루에 3.2km를 35~40분에 걸쳐 뛴 후 12주 후에 4.8km로 거리를 늘린다.

저녁에 텔레비전을 보면서 윗몸 일으키기와 팔굽혀 펴기 등을 반복하는 것도 효과적이다. 시작할 때 힘들어도 습관이 되면 횟수도

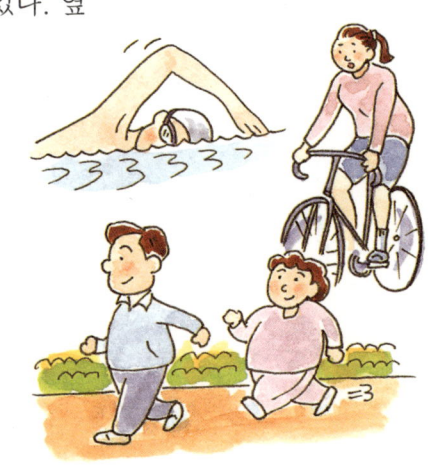

건강을 지키면서 비만을 예방하는 길은 유산소 운동을 꾸준히 하는 것이다.

비만 탈출을 위한 지름길

늘려갈 수 있다. 식사량은 무조건 줄이는 것보다 가능하면 여러 번으로 나눠 섭취하는 것이 좋다. 밤 시간에 아무것도 먹지 않는 것이 좋으므로 저녁 식사를 오후 6시 이전에 하는 것이 효과적이다.

4. 올바른 다이어트 영양학

(1) 에너지는 줄이고 영양의 균형을

단순히 살을 빼기 위해서는 하루에 필요로 하는 에너지보다 200~300kcal를 적게 섭취하면 좋다. 그러나 먼저 여러 가지 영양소를 균형적으로 섭취하면서라는 전제가 붙는다.

당질, 단백질, 지질, 비타민, 미네랄의 5대 영양소를 과부족 없이 섭취하는 것이 바람직하다.

특히 신체 기능을 좋게 하는 비타민이나 미네랄을 모자라지 않게 섭취하는 것이 중요하다. 그러나 최근 생활양식이 다양해지면서, 지방을 과잉 섭취하는 등 영양의 균형이 한쪽으로 치우치는 경향이 있다.

다음 표는 여섯 가지 기초 식품군을 나누어 설명한 것이다. 이것을 머릿속에 담고 다이어트 중에 각 식품군에 기재된 점수에 해당하는 식품을 골고루 섭취하는 것도 올바른 다이어트 방법이 될 것이다.

Doctor's clinic

여섯가지 기초 식품군

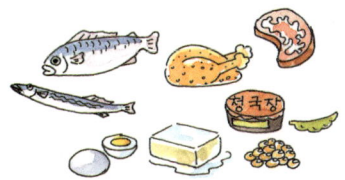

🖊 **제1군(단백질원)**
생선, 육류, 달걀(그 가공품), 대두제품 등
(1일 3~4품)

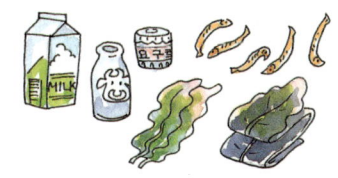

🖊 **제2군(칼슘원)**
우유, 유제품, 잔생선, 해조류 등
(1일 2~3품)

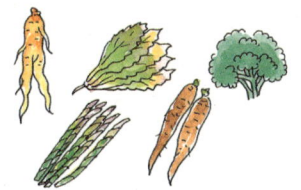

🖊 **제3군(비타민과 미네랄의 공급원)**
시금치, 인삼, 브로콜리 등 녹황색 야채
(1일 3~4품)

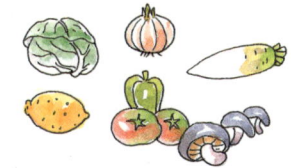

🖊 **제4군(비타민 미네랄의 공급원)**
양배추, 양파, 무 등 담색 야채, 과일, 버섯
(1일 4~5품)

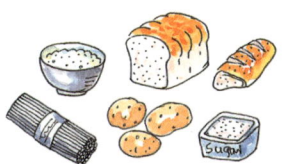

🖊 **제5군(당질성 에너지원)**
쌀, 빵, 면류, 감자, 설탕 등
(1일 3~4품)

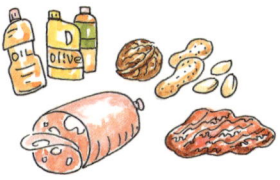

🖊 **제6군(지방성 에너지원)**
유지, 종실류, 베이컨이나 살코기 등 지방이 많은 식품
(1일 2~3품)

비만 탈출을 위한 지름길

(2) 에너지와 열량의 차이를 정확히 알자

다이어트를 말할 때 흔히 에너지와 열량이라는 단어가 등장한다. 그럼에도 불구하고 이 두 단어의 차이를 정확히 의식하고 있는 사람은 많지 않은 듯하다. 두 단어는 엄밀하게는 서로 다른 의미를 갖고 있다.

에너지는 원래 활동, 운동을 할 때 필요로 하는 작업량을 말한다. 영양을 섭취했을 때 연소, 발생하는 열에너지로 우리의 생명은 유지되고 있다.

한편 열량은 에너지의 단위를 나타낸다. 그램(g)이 무게 단위인 것처럼 에너지의 단위는 열량(kcal)으로 나타낸다. 1kcal는 물 1g의 온도를 1도 올릴 때 필요한 열량을 뜻한다.

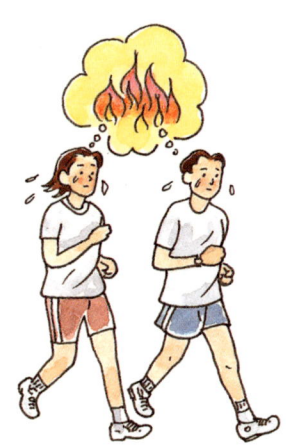

열량은 에너지를 나타내는 단위다.

(3) 지방이 많은 고에너지 식품

당질, 단백질, 지질은 에너지원으로 사용된다. 주로 사용되는 것은 밥이나 빵, 설탕 등 당질과 유지나 동물성 지방 등의 지질이다.

다이어트를 할 경우는 이 에너지에 의해 활동량과 식사량을 생각해 나가야 한다.

지방은 단백질이나 탄수화물에 비해 약 2배의 에너지를 갖기 때문에 기름진 음식물을 좋아하는 사람은 같은 양을 먹더라도 에너지가 과잉 되어 비만이 되기 쉽다.

설탕이나 과당, 벌꿀 등 당질은 지방 정도의 고에너지는 아니지만 체지방이 증가하기 쉬운 음식물이다. 당질에는 포도당이나 과당과 같은 단당류, 설탕 등 이당류, 쌀이나 감자 같은 전분질의 다당류 등 세 종류가 있다.

같은 당질이라도 다당류에 비해 단맛이 강한 단당류나 이당류는 소화 흡수가 빨라 바로 혈당치를 높여 인슐린 분비를 빨리 촉진하기 때문에 체지방이 증가하기 쉽다.

고에너지인 기름진 것, 소화 흡수가 빨라서 체지방이 증가하기 쉬운 단 음식은 모두 비만한 사람이 즐겨 먹기 쉬운 것들이지만, 다이어트 중에는 어떤 경우든 피하는 것이 상책이다.

(4) 식사 습관을 바꾸자

다이어트의 기본을 알면서도 실제 생활에 이 원칙을 적용하지 못하는 경우가 흔하다. 상식으로는 알고 있지만 간식을 먹다 보면 번번히 과식을 하게 된다고 호소하는 경우가 그렇다. 이런 상황을 반복한다면 사고방식을 다소 바꿔 볼 필요가 있다.

자신도 모르게 음식을 먹을 것 같을 때, 식욕을 억제하는 각자 나름의 규칙을 만들어 두는 것이다.

예를 들어 간식이 먹고 싶다면 즉시 이를 닦거나, 식사 속도가 빨라서 음식을 많이 먹는 사람은 의식적으로 씹는 횟수를 늘리도록 하는 등 간식을 피할 수 있는 방법을 생각해 봐야 한다.

자신의 식습관을 돌이켜 보면 남들에 비해 무엇인가 잘못된 방식이 있음을 찾게 될 것이므로 자신에게 가장 효과적인 방법을 찾아 봐야 한다.

(5) 먹고 싶은 기분을 억제하는 비결

간식을 먹고 싶을 때

- 청소를 한다.
- 애완동물과 시간을 보낸다.
- 밖으로 나가 산책을 한다.
- 화분을 손질한다.

　　　이런 방식으로 5분 씩만 참으면 먹고 싶은 기분도 점차 사라진다.

잠자기 전에 야식이 먹고 싶을 때

- 사탕을 딱 한 개만 천천히 핥는다.

　　　혈당치가 올라가 포만 중추가 자극을 받는다.

- 간식으로 다시마를 먹는다.

　　　씹고 있는 동안에 공복감이 사라지며 물을 함께 마시면 위 속에서 다시마가 불어 일석이조가 된다.

- 뜨거운 우유를 마신다.

　　　찬 우유와 달리 천천히 마시게 되므로 곧 포만감을 얻을 수 있다.

음식을 많이 먹고 싶어질 때

- 좋아하는 것부터 먼저 먹는다.

　　　먹기 싫은 것을 남길 때에는 별 저항감이 없다.

- 입에 넣은 음식은 10회 이상 씹는다.

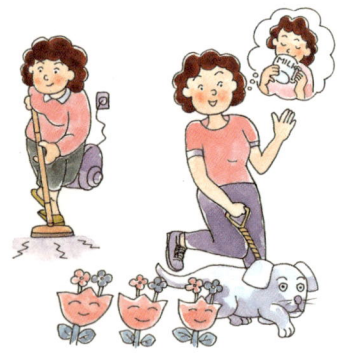

식욕을 억제하는 효과적인 길은 잘못된 식습관을 개선하는 것

먹는 속도가 늦어지면서, 음식을 씹는 포만감이 생긴다.

단것을 먹고 싶을 때
- 점심식사 후에 쿠키를 한 개만 먹는다.
- 밤보다 낮에, 식후에 먹는 쪽이 해가 적다.

(6) 다이어트 음식 제대로 만들기
육류는 열량이 높은 지방질을 제거한다

육류의 지방으로 대표되는 동물성 지방은 열량이 높을 뿐 아니라 혈중 콜레스테롤치를 높이는 역할을 한다. 육류를 조리할 때는 될 수 있는 대로 지방질을 제거해야 한다.

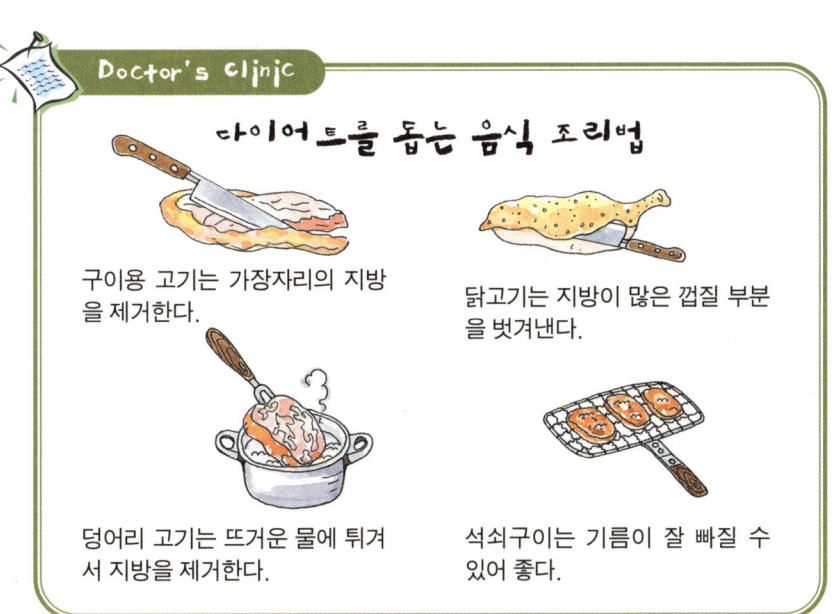

Doctor's clinic

다이어트를 돕는 음식 조리법

구이용 고기는 가장자리의 지방을 제거한다.

닭고기는 지방이 많은 껍질 부분을 벗겨낸다.

덩어리 고기는 뜨거운 물에 튀겨서 지방을 제거한다.

석쇠구이는 기름이 잘 빠질 수 있어 좋다.

우선 손질할 때 제거할 수 있는 지방이면 떼어 낸다. 구이용 고기는 가장자리에 붙어 있는 지방을 잘라 내면 절반 정도는 열량을 낮출 수 있다.

닭고기는 지방이 많은 껍질 부분을 벗겨 낸다. 덩어리 고기나 꽃등심 부위는 살짝 뜨거운 물에 데쳐서 기름을 걷어낸 후 조리한다. 조리할 때는 기름이 잘 빠질 수 있게 석쇠구이를 하면 좋을 것이다.

스테이크나 햄버그 등에도 이용할 수 있다. 그 밖에 샤브샤브나 보쌈 같은 요리도 육류의 열량을 낮추는 데 적합하다.

처음부터 닭의 가슴살이나 돼지의 볼기살 등 지방이 적은 부위를 선택하는 것이 현명하다.

하지만 이 부위가 퍽퍽해서 맛이 없게 느껴지는 사람은 허브와 샐러드유에 고기를 절여 두었다가 구워 보자. 향이 잘 가미되어 퍽퍽하지 않고 맛있게 고기를 먹을 수 있다.

참 좋은 한식 다이어트

영양의 균형이 좋은 저열량 다이어트 메뉴의 핵심은 야채를 중심으로 여러 가지 식품을 골고루 섭취하는 것이고, 유지류를 가급적 적게 먹는 것이다.

이런 조건을 충족하는 식단이 바로 한식이다. 한식은 야채류, 어패류, 대두식품 등을 사용한 메뉴가 많아 당질, 단백질, 비타민, 미네랄을 균형적으로 섭취할 수가 있다. 게다가 기름을 많이 사용하는 요리가 적기 때문에 해외 영양학자들도 주목할 만큼 이상적인 다이어트 식단이다.

한식은 균형적인 영양 섭취가 가능한 훌륭한 다이어트 식단이다.

한식에서 빼놓을 수 없는 밥도 실은 다이어트에 적합하다. 지방의 합성을 촉진하는 호르몬으로 인슐린이 있는데, 밥은 감자류나 빵과 달리 알갱이 그대로 먹게 되어 소화와 흡수에 상당한 시간이 걸리게 만들어 인슐린 분비를 어렵게 한다.

또한 포만감을 얻기 쉬운 것도 장점이다. 우리에게 친근한 한식을 다이어트 식단으로 이용해 볼 것을 적극 권한다.

여러 가지 반찬을 섭취하자

한식이라도 튀김요리나 면류 등 단품으로 끝나는 식사는 좋지 않다. 식품수가 적어지면 영양의 균형이 깨진다. 기본적으로 1식 3찬을 따르는 것이 합리적이다.

밥을 주식으로, 육류, 생선, 달걀 등 단백질을 함유한 식품을 사용한 주채와 비타민이나 미네랄을 듬뿍 함유한 야채류, 칼슘이 들어간 반찬, 그리고 국이나 찌개 등이면 하루에 여러 영양소를 골고루 먹을 수 있다.

살이 안 찌는 다섯 가지 튀김법

식품 중에서 가장 열량이 높은 기름을 쓰는 튀김요리는 다이어트 중에 될 수 있는 한 피하는 것이 좋다.

그래도 튀김이 먹고 싶다면 다음의 다섯 가지를 주의해서 조리하면 열량을 낮출 수 있다.

첫째, 수분이 많은 재료를 피한다. 가지처럼 수분을 많이 함유한 야채는 기름을 흡수하기 쉬우므로 조심해야 한다.

둘째, 재료를 크게 자른다. 같은 무게라도 커다랗게 자른 쪽이

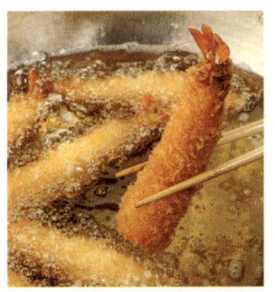

열량이 높은 튀김 요리는 조리법에 더 신경써야 한다.

기름에 닿는 면적이 작아서 기름의 양도 줄게 된다.

셋째, 튀김옷을 얇게 입힌다. 튀김옷을 많이 묻히면 기름을 흡수하는 양이 늘어나 열량이 높아진다. 따라서 옷을 입히지 않고 그냥 튀길 수 있다면 그 방법을 선택하는 것이 좋다. 또 밀가루와 감자가루를 쓰면 기름 흡수가 적어진다.

넷째, 재료를 미리 삶든지 쪄서 익혀 두었다가 고온의 기름에서 단시간 동안에 튀겨낸다. 저온에서 오래 튀기면 기름을 많이 흡수하게 된다.

다섯 째, 튀긴 다음 기름을 충분히 빼도록 한다. 키친타월 등을 바친 쟁반에 튀김을 세워 두면 기름이 잘 빠진다.

액센트를 주면 싱거워도 맛있다

진한 풍미를 내려면 소금, 간장, 조미료, 설탕 등 염분이나 당분을 함유한 조미료를 많이 사용한다. 이와 같은 맛내기 첨가물 때문에 살이 살쪘을 경우는 우선 이들 조미료의 양을 적게 쓸 수 있다. 그러나 맛이 없다는 사람을 위한, 싱겁더라도 음식을 맛있게 먹을 수 있는 조리법을 소개한다.

우선 천연 재료를 사용해서 맛내기를 한다. 멸치, 다시마, 말린 표고버섯 등 천연 재료 성분들은 음식의 맛을 살리며 요리를 맛있게 해 준다.

다음에 신맛을 이용한다. 소금이나 간장 대신 식초나 레몬 등으로 조미한다. 과즙을 이용하면 신맛이 강조되어 싱거운 맛을 충분히 보충할 수 있다.

또, 향신료나 허브로 향을 더한다. 후추, 고춧가루 등 향신료를 사용하면 맛을 한결 좋게 만들 수 있다.

  겨자나 산초, 생강, 파, 마늘 등도 요리의 맛을 좋게 만들어 주므로 음식에 따라 널리 이용해 보자.

* 천연 조미료의 종류 *

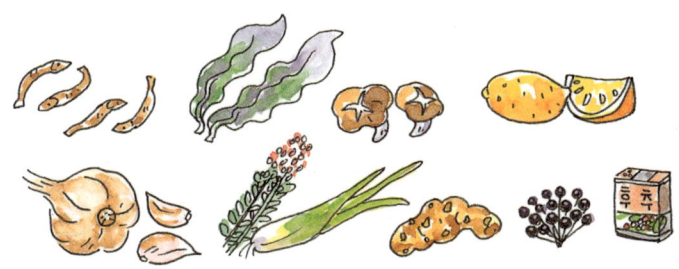

천연 조미료는 부담 없이 음식의 맛을 돋구는 훌륭한 재료다.

야채 수프를 즐겨라

  다이어트에 빼놓을 수 없는 식자재는 역시 비타민과 미네랄이 풍부한 야채 종류이다. 그러나 야채라고 해도 녹황색 야채와 담색 야채가 있는데 양쪽 모두를 많이 먹는 것은 무리다.

  그러므로 다이어트 중에 권하고 싶은 것은 야채를 많이 넣고 만든 수프다. 야채를 익히면 양이 줄어들므로 생각보다 많은 양의 야채를 먹을 수 있다.

  야채 중에는 물에 녹으면 비타민이 손실되기 쉬운 것도 있지만, 수프라면 영양이 녹아 나온 국물째 먹을 수 있다.

  맛을 낼 때 육수를 사용하면 다양한 맛의 변화를 즐길 수 있다. 샐러드보다도 야채를 많이 먹을 수 있는 수프는 그야말로 이상적

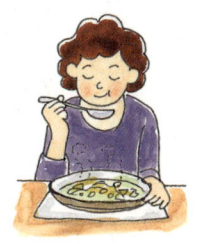

수프는 영양소를 파괴하지 않고 야채를 많이 섭취할 수 있는 음식이다.

인 다이어트 음식이다.

전자레인지를 이용해서 열량을 줄인다

전자레인지는 잘 사용하면 열량을 줄일 수 있는 강력한 무기가 된다.

튀김요리가 먹고 싶어 도저히 참을 수 없을 때 종이 타월을 두세 장 겹쳐 펼쳐 놓은 후에 튀김을 올려놓고, 종이 타월을 위에 또 씌워서 전자레인지 안에서 데운다.

이렇게 하면 튀김요리의 기름도 빠지며 바삭바삭한 음식을 먹을 수 있다.

전자레인지를 사용해서 지방이 들어 있는 육류의 지방질을 제거할 수도 있다. 접시 위에 두 개의 나무젓가락을 평형으로 놓고, 그 위에 고기를 올려놓는다.

랩을 씌우지 않은 상태로 2~3분간 고기를 가열하면 녹아 나온 지방이 접시 위로 떨어져서 간단하게 기름이 제거된다.

또, 볶음요리에 사용할 야채를 미리 전자레인지에서 부드럽게 해 두면 볶는 시간도 단축하고 사용할 기름도 소량으로 요리를 끝낼 수 있다.

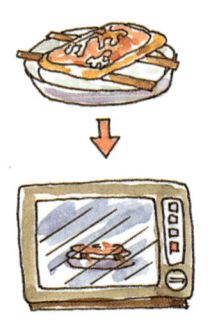

전자레인지를 이용하면 육류의 지방을 간단히 제거할 수 있다.

음료수에도 각별히 신경 써라

다이어트 중에는 마시는 음료도 쉽게 마음을 놓아서는 안 된다. 100% 과일주스, 캔커피, 탄산음료 등을 특히 주의해야 하는데 '목이 마르니까 더도 말고 딱 한 잔만' 하고 마시다 보면, 그 한 잔에 함유된 100~150kcal를 눈 깜짝할 사이에 섭취해 버리고 만다.

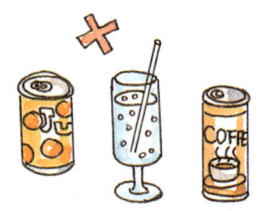

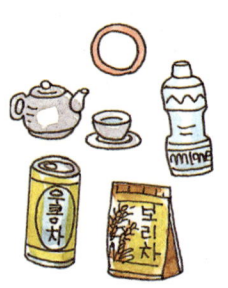

각종 감미료가 첨가된 청량음료를 되도록 피한다.

보통, 찬 음료는 단맛을 잘 못 느끼게 하기 때문에, 단맛을 느낄 수 있게 하기 위해 상당한 양의 설탕을 사용한다. 스포츠음료나 드링크제도 의외로 많은 당분이 함유되어 있으므로 주의해야 한다.

목이 마르면 생수나 우롱차, 보리차 같은 차 종류를 대신 마시고 커피를 마신다면 블랙으로 마시는 것이 좋다.

술은 식욕을 자극한다

술은 인체에 좋지 않은 영향을 미친다. 건강한 사람도 폭음을 하거나, 여러 가지 술을 섞어서 마시면 간장을 다치게 할 뿐 아니라 각종 만성 질환이 유발되기도 된다.

특히 다이어트를 진행하고 있는 상태라면 절대적으로 술을 금지해야 한다. 다이어트 중에 술을 마시면 자제심을 잃기 더 쉬운데다, 식욕도 증진되는 등 다이어트에 좋지 않은 영향을 준다.

술을 마실 때 섭취되는 에너지는 간장에서 분해되어 체지방으로 그다지 축적이 되지 않지만, 마시는 양이 많으면 간장에서 지방산이 중성 지방을 합성하는 과정에 영향을 주어서 결과적으로 체지방이 증가하는 구실을 한다.

어쩔 수 없이 술을 마실 수밖에 없다면 반드시 일정량만은 지키자. 사람마다 개인차가 있겠지만, 술을 마시는 횟수는 한 주에 한두 번으로 조절한다. 양은 하루에 맥주라면 한 병 정도(500ml)며, 위스키는 더블 한 잔 정도, 소주라면 석 잔 정도가 한 사람이 최대로 마실 수 있는 적당한 주량이다.

그러나 칵테일같이 달콤한 술은 피하며, 독한 술을 마시더라도 자연히 안주가 따라오는데, 술안주라고 해도 지방분이 높은 요리나 짜고 매운 요리는 반드시 피해야 한다. 안주를 먹을 수밖에 없다면 저열량 식품을 안주를 먹는 것이 술을 마시면서도 그나마 다이어트를 실패하지 않는 요령이다.

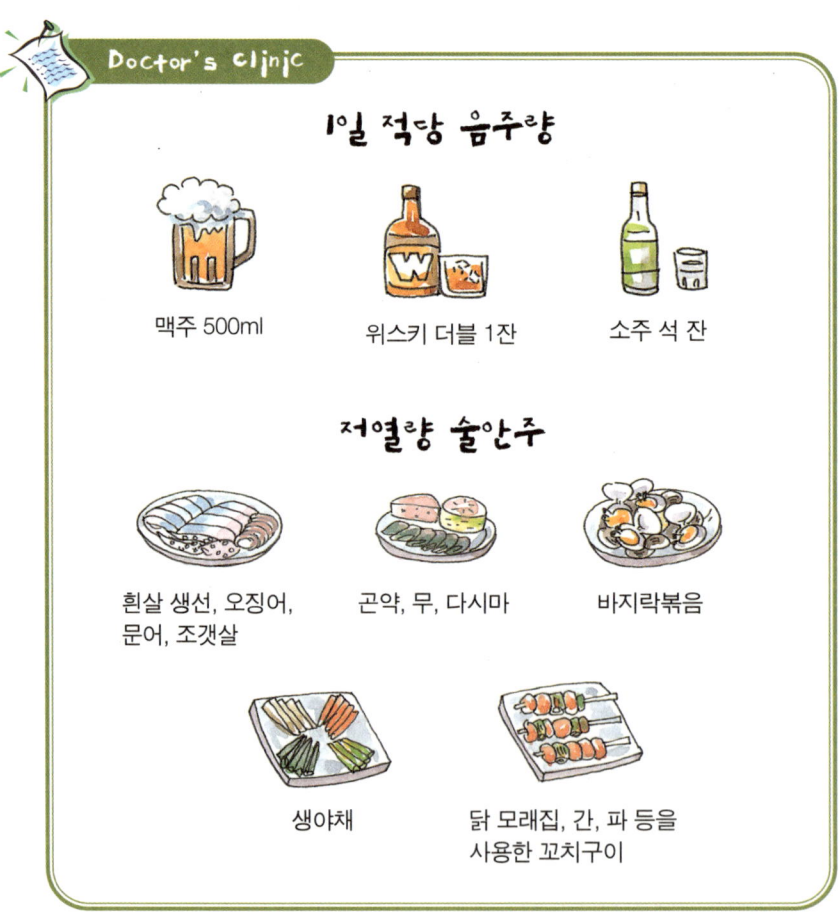

5. 다이어트 성공을 돕는 저열량 조리법

비만을 우려하는 사람들은 음식섭취에 대해 조심을 하다가도 명절이 되면 과식을 하는 경우가 많다. 평소 성인 하루 섭취 열량이 2,000kcal인 반면 추석에는 4,000kcal에 육박한다는 통계를 보더라도 명절 때는 이런저런 이유로 음식물 섭취가 크게 늘어난다.

익히 알려진 사항이나, 열량 섭취를 줄이려면 과식을 피하는 것이 최선의 방법이다.

그러나 근본적으로 대처하려면 음식을 만들면서 열량을 줄이는 것이 좋은 방법이다. 저열량 조리를 할 때 주의해야 할 점을 알아보면 다음과 같다.

기름을 줄여라

기름에 재료를 볶기 전에 먼저 살짝 데치면 기름 흡수량을 줄일 수 있다. 또 프라이팬에 전을 부치거나 고기를 볶을 때 기름을 계속 붓지 말고 중간에 물을 조금씩 붓는 것도 좋다.

기름과 물이 섞이는 과정에서 약간씩 튀는 것이 있지만, 물이 음식이 타는 것을 방지하면서 열량을 절반 정도로 줄인다.

딱딱한 재료부터 프라이팬에 올리는 것도 열량을 줄이는 한 방법이며, 불을 세게 해 단시간에 볶으면 기름 흡수를 줄일 수 있다.

단 두꺼운 고기와 생선은 겉만 타고 속은 덜 익을 수 있어 낮은 온도로 오래 볶고, 튀김옷은 얇게 입힌다.

프라이팬을 먼저 뜨겁게 달군 후 기름을 두른다. 이때도 기름을 붓지 말고 종이에 묻혀 살짝 닦아 내는 기분으로 바른다.

만들어진 음식을 소쿠리에 보관할 때 바닥에 냅킨을 두툼하게 여러 장 깔아 기름을 확실히 빼도록 한다.

조리법을 업그레이드해라

추석 때 살찌게 만드는 고열량 식은 바로 송편이다. 따라서 저열량으로 송편 속을 다양하게 만드는 것도 비만을 방지하는 한 방법이며, 비만 체형의 사람은 단백질이 풍부한 콩이 들어간 송편을, 어린이들은 밤과 콩이 든 송편을 주면 좋다.

설탕 대신 인공 감미료를 쓰면 같은 양을 써도 단맛이 200배 이상 나기 때문에 열량을 크게 줄일 수 있다.

그러나 이 경우 미묘한 감칠맛을 놓칠 수 있는 것이 흠이라면 흠이다.

이 밖에 돼지고기를 삶아 편육을 만들거나 튀김과 구이보다는 조림이나 찜으로 대체하는 것도 방법이다.

또한 기름은 시중에서 판매되는 다이어트용 식용유를 사용하는 것도 생각해 볼 수 있다.

일반 식용유는 지방산이 3개 구조 형태인 트리아실글리세롤로 되어 있지만, 다이어트용 식용유는 2개 구조 형태인 디아실글리세롤로 되어 지방의 축적을 억제하며 올리브 오일을 사용해도 15% 정도 열량을 줄일 수 있는 장점이 있다.

양이 많아 보여 포만감을 느끼는 요리법도 좋다. 생선은 뼈째로, 조개는 껍질 그대로 조리하며, 야채는 작은 접시에 부피감이 있도록 수북하게 담는다.

🍯 설탕 대신 꿀을 사용하라

설탕은 비만을 유발하는 커다란 요인이다.

그러나 꿀이나 물엿은 정세와 가공 과정을 적게 거쳐 비타민과 무기질이 풍부하다. 또 첨가물도 적어 몸에 해로운 물질을 적게 포함하고 있다. 그러나 이 역시 많이 먹으면 좋지 않다.

🍯 싱겁게, 담백하게, 식초는 많이

고춧가루나 후춧가루, 겨자, 생강 등은 비만의 직접적인 원인은 아니지만, 미각과 후각을 자극해 과식을 유발할 수 있다. 따라서 평소 싱겁고 담백하게 먹는 것이 좋다. 만약 입맛을 돋구는 자극적인 맛을 원하면 식초를 음식에 넣은 것도 한 방법인데, 식초는 새콤한 맛을 내면서도 열량은 없다.

🍯 해조류와 채소를 먹자

무침을 만들 때 김이나 미역 등 해조류를 재료로 사용하면 열량이 높아질 염려가 없다. 단 설탕과 기름의 양은 조절한다.

야채샐러드 역시 다이어트 음식으로 손색이 없지만, 마요네즈를 넣을 경우 열량이 급격히 올라간다는 점을 유념하도록 한다.

🍯 저열량 식품을 이용하자

라면과 햄, 요구르트, 우유 등 자주 먹는 식품은 열량이 일반 제품보다 크게 낮은 저열량 식품을 이용한다.

최근에는 저열량 식품을 손쉽게 구입할 수 있어 조금만 신경 쓰면 비만을 충분히 예방할 수 있다.

Doctor's Clinic

생활 속 다이어트 십계명

다이어트를 성공적으로 이루는 생활 습관은 어떤 다이어트 이론이든 거의 비슷하다.

그러나 설령 이러한 다이어트 정보가 홍수를 이룬다고 해도 자신에게 맞는 다이어트 방식을 택할 수만 있다면 매우 다행한 일이다.

다음은 미국에서 발행되는 《스타》지에 소개된, 생활 속에서 실천하는 다이어트 십계명이다.

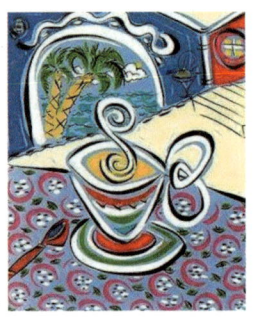

다이어트 중일 때는 식사 모임에 참석하지 않는다
6~7명이 함께 식사하는 경우 평소보다 식사량이 76% 정도 늘어난다는 연구 결과가 있다.

아침은 반드시 먹는다
아침식사를 하는 사람은 신진대사가 아침을 먹지 않는 사람에 비해 5~6% 정도 더 왕성하다.

음식을 먹기 전에 냄새부터 맡는다
이 경우 먹기 전에 음식을 먹은 것처럼 뇌를 교란할 수 있다.

음식을 완전히 씹은 다음에 젓가락을 댄다

남은 음식을 먹지 못하도록 냉동실에 넣어 보관한다

자주 서서 왔다갔다 움직인다
끊임없이 움직이는 사람은 그렇지 않은 사람보다 수백 칼로리를 더 소모한다.

- 전화는 서서 걸거나 받는다. 1분마다 2kcal가 더 소모된다

- 많이 웃는다
  웃을 때 소비되는 열량도 무시할 수 없다.

- 텔레비전을 보거나 독서를 할 때 반드시 바른 자세로 앉는다
  누워있는 것보다 에너지를 10% 정도 더 소비할 수 있다.

- 식사 후 즉시 이를 닦는다
  그러면 귀찮아서라도 간식을 먹지 않게 된다.

Chapter 3

비만을 해소하는 간단한 운동

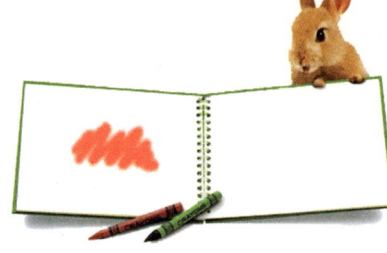

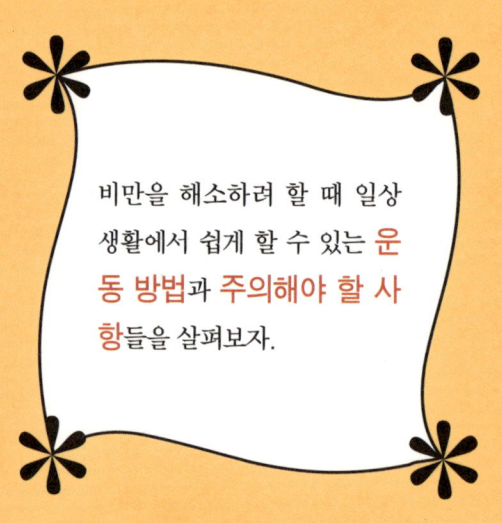

비만을 해소하려 할 때 일상생활에서 쉽게 할 수 있는 **운동 방법**과 **주의해야 할 사항**들을 살펴보자.

1. 손쉽게 하는 근력 향상 체조

몇 차례 강조했듯이, 비만을 해소하려면 단순히 식사만 주의할 것이 아니라 운동도 함께 해야 효과가 있다. 인간은 근육이 많을수록 체지방을 연소하기 쉬운 몸이 된다. 따라서 운동을 하지 않는 사람은 근육이 적고, 그런 사람은 어느 틈엔가 살이 빠지기 힘든 체형이 되고 만다.

식사를 제한하는 다이어트는 근육이 줄면서 점점 더 살이 빠지기 힘들며, 건강까지 해치게 될 우려가 있다. 그렇다고 해서 지금까지 운동을 하지 않던 사람이 갑자기 무거운 바벨을 들고 웨이트 트레이닝 같이 힘든 운동을 하게 되면 근육이나 관절을 다칠지도 모른다. 우선은 현재의 근육을 유지하면서 매일의 운동으로 조금씩 근육을 단련해 가도록 한다.

효율적으로 다이어트 하기 위한 근력 향상 체조는 다음과 같은 요령으로 하도록 한다. 먼저, 근육을 펴는 스트레칭 체조를 준비 운동으로 하고 나서 시작한다. 매일 계속하는 비결은 체조를 하는 시간을 정해서 조금씩, 운동량을 늘려 가는 것이다.

(1) 스트레칭 체조

배 스트레치

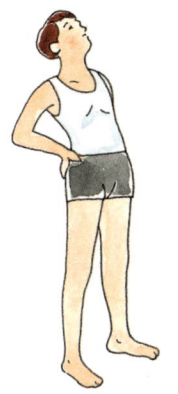

1. 다리를 어깨 넓이로 벌리고 서서, 천천히 상체를 뒤로 젖혀 배 근육을 힘껏 펴 준다.
2. 그대로 10~20초 간 정지한 후, 천천히 원래대로 돌아온다.

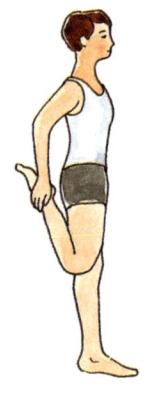

🩺 대퇴부 스트레치

1. 선 채로 한쪽 발을 뒤로 구부려서 손으로 잡는다. 발을 천천히 엉덩이 쪽으로 끌어당겨 넓적다리 앞쪽 근육을 펴 준다.
2. 그대로 10~20초 간 정지한 후, 천천히 원래대로 돌아온다. 마찬가지로 반대쪽 다리도 펴 준다.

🩺 넓적다리 안쪽의 스트레치

1. 바닥에 앉아서 양쪽 발바닥을 맞대고 양손으로 발을 누른다.
2. 양쪽 팔꿈치로 무릎을 누르면서 바닥에 밀어내는 듯한 느낌으로 체중을 실어 넓적다리 안쪽을 펴 준다.

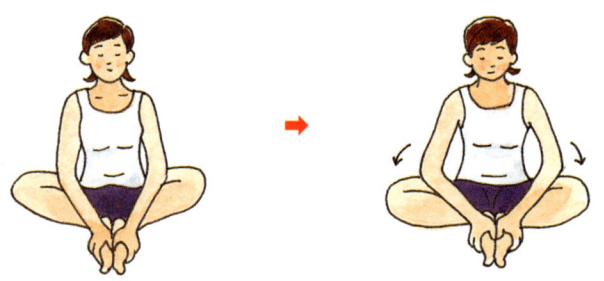

🩺 다리와 옆구리 스트레치

1. 바닥에 다리를 뻗고 앉아서, 왼쪽 무릎을 구부려 오른쪽 다리에 엇갈리게 놓고서 발바닥을 바닥에 붙이고 세운다.
2. 양손을 오른쪽 바닥에 대고, 세운 왼쪽 무릎을 오른쪽으로 천천히 기울여서 아래로 와 있는 옆구리를 쭉 펴 준다. 다리를 바꾸어 같은 요령으로 한 차례 더 실시한다.

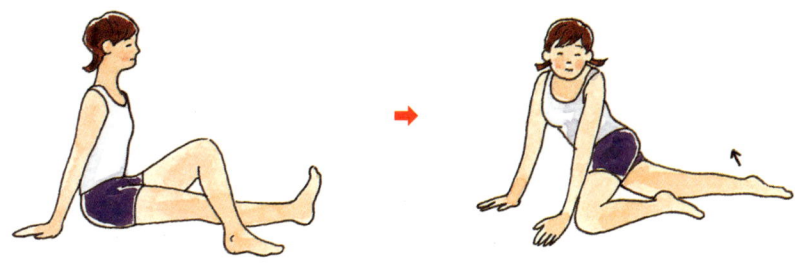

(2) 근력 향상 트레이닝

다리를 조인다

1. 양쪽 다리를 어깨 폭보다 넓게 벌리고 서서, 양손을 머리 뒤로 깍지낀다.
2. 발꿈치를 바닥에 붙인 채 팔꿈치를 천천히 구부렸다 원래대로 돌아간다. 10~15회 정도 반복한다.

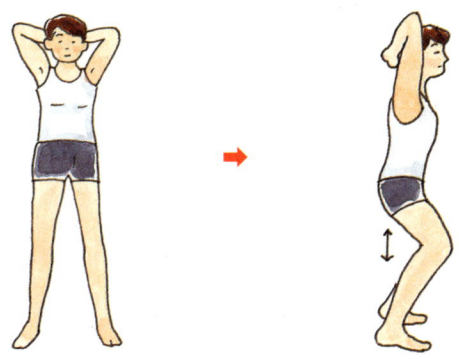

엉덩이를 올려 준다

1. 무릎을 세우고 위를 보고 눕는다. 그대로 엉덩이를 들고 5~10

초 동안 정지했다가 천천히 엉덩이를 내린다.
2. 엉덩이를 올릴 때 발바닥이 바닥에서 떨어지지 않도록 주의하자. 반복해서 3~5회 실시한다.

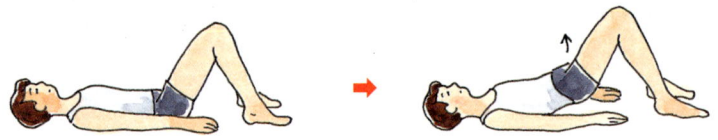

팔 근육을 단련한다

1. 양손, 양 팔꿈치를 바닥에 붙이고, 허리를 젖히지 않게 해서 양쪽 팔꿈치를 천천히 구부린다.
2. 숨을 내뱉으면서 천천히 양쪽 팔꿈치를 편다. 10회 반복한다.

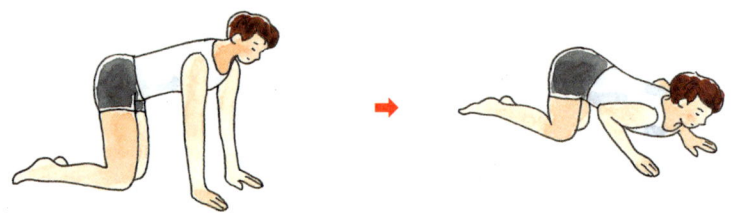

복근을 단련한다 ①

1. 바닥에 누워서 양쪽 무릎을 세우고 다리를 꼬며, 팔은 가슴 앞에서 깍지를 낀다.(복근이 약한 사람은 팔을 편다.)
2. 견갑골이 올라갈 정도로 머리를 바닥에서 들어올린다. 천천히 숨을 토하면서 10회 한다. 다리를 반대로 바꿔 가며 반복해서 한다.

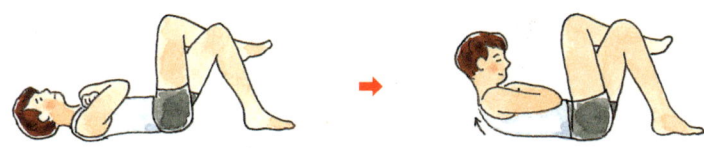

복근을 단련한다 ②
1. 방벽에 등을 향하고 서서, 허리를 비틀면서 양쪽 손바닥을 벽에 짚는다.
2. 그리고 허리를 반대쪽으로 젖히며 마찬가지로 손바닥으로 벽을 짚는다. 이것을 10회 반복한다.

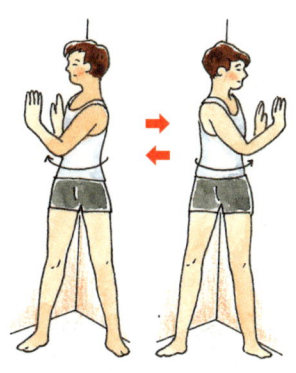

다리 근육을 단련한다
1. 계단에 발을 절반 정도 걸치고 발꿈치를 띄운 채로 선다.
2. 양쪽 무릎의 뒤쪽이 펴지도록 의식하면서 발꿈치를 들었다 올렸다 하는 동작을 10회 실시한다.

비만을 해소하는 간단한 운동

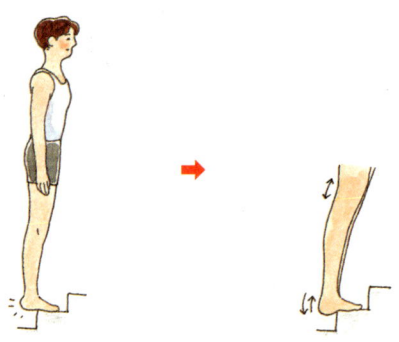

(3) 주변 환경을 이용한 체조

　일상생활 속에서 부담 없이 할 수 있는 준비 체조를 활용하는 것도 방법이다.

　집에 계단이 있다면 계단 오르내리기도 훌륭한 운동이 된다. 생활 속에서 계단을 자주 오르내리게 된다면 비만 탈출에 도움이 될 것이다.

　통근이나 쇼핑 갈 때 버스나 차를 이용하였던 사람이라면, 자전거를 이용해 보는 것은 어떨까? 자전거는 다리를 단련하는 데 안성맞춤이다.

　또 걷기도 가장 간단하게 할 수 있는 준비 체조다. 엘리베이터나 에스컬레이터의 이용을 자제하고 계단으로 운동하는 것도 바람직하다.

　약간의 운동이라도 그것을 습관을 들여 몸을 움직이지 않으면 기분까지 나쁘다고 느낄 정도가 된다면 꾸준히 체조를 할 때 다이어트 성공의 지름길로 들어설 수 있다.

2. 두 배 정도 더 걸어라

체질적으로 운동을 싫어하는 사람들이 있다. 아무리 운동을 하라고 권장해도 게으름을 피운다면 먼저 활발하게 몸을 움직이는 것이라도 시작하자.

청소, 세탁 등 집안일을 느릿느릿 하기보다 활기차게 처리하면 운동량도 그만큼 증가한다. 걸을 때도 등줄기를 곧게 펴고 빠른 걸음으로 성큼성큼 걸으면 에너지 소비량도 증가한다.

이처럼 생활을 활동적으로 만들어 무의식적으로 움직이게 한다면 기초 대사 활동도 높아져서 조금씩 다이어트 효과가 살아난다.

하지만, 운동을 싫어하는 사람에게 갑자기 특별한 행동을 하라고 말하는 것은 무리다. 그런 사람은 자연스럽게 활동량을 늘릴 수 있는 방법을 생각해 보는 것이 좋은데, 이런 사람은 걷기가 적당하다.

우선 만보계를 차용하고 보통 하루에 어느 정도 걷고 있는지 확인한다. 하루 2,000보밖에 걷지 않는다면 하루 4,000보를 목표로 걷도록 하자. 이것이 익숙해진다면 이번에는 6,000보, 그 다음에 8,000보로 단계를 높여 가며 늘려나가야 한다. 그러면 어느 사이에 몸을 움직이는 일에 꾀를 부리지 않게 되며, 다음 단계도 쉽게 넘어갈 수 있다.

주부가 하루 동안 걷는 걸음은 집에만 있을 때 약 2,500보, 시장에 가게 되면 약 5,700보 정도를 걷는다고 한다. 회사원은 전철이나 버스로 통근하는 사람은 약 8,000보, 승용차를 이용하는 사람은

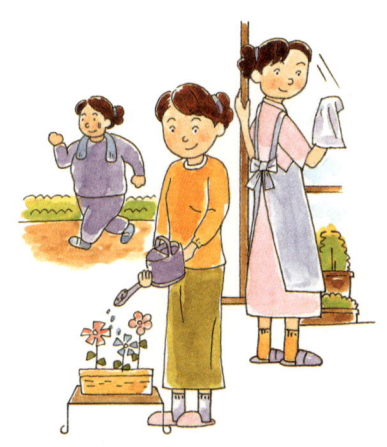

생활 속에서 자연스럽게 신체 활동량을 늘리면 비만을 예방할 수 있다.

3,000보 정도에 지나지 않는다.

이 숫자를 늘릴려면 생활 속에서 조금이라도 더 걸을 수 있도록 움직여야 한다. 예를 들어 버스를 이용한다면 한 정거장 전에 미리 내려 걸어간다든지, 회사원이라면 점심식사는 가능하면 의식적으로 좀 걷게 되는 거리까지 나가는 것이 좋다.

기분 좋은 피로감이 느껴질 정도

걷기 자체에 그리 신경 쓸 필요는 없지만, 기본 걷기 폼을 지지며 걷다가 보면 한결 다이어트 효과를 높일 수 있다.

먼저 자신의 걷는 자세를 살펴보면, 오랫동안 계속된 버릇으로 굽어진 등뼈나 양쪽 어깨의 좌우 차이 같은 것을 발견하게 될지도 모른다.

걷기는 생활 속에 받아들여서 자연스럽게 계속해 나가는 것이 중요하다. 또 운동에는 개인차가 있으므로 무리는 금물이다.

뚱뚱한 사람이 갑자기 오래 걷게 되면 무릎이나 관절을 다칠 수도 있으므로 약간 땀이 배어나올 정도로, 가벼운 피로감이 느껴질 정도면 적당하다. 한편 신발의 선택도 중요한데, 걷기 편한 운동화나 걷기용 운동화가 적합하다.

올바른 걷기 자세

• 호흡법과 기타 주의할 점

4보에 1호흡을 기준으로 한다. 1보마다 들이마시고, 마시고, 숨을 토하고, 토한다는 기분으로 리듬을 맞춰 호흡한다. 마시는 것보다 토하는 것을 의식하는 것이 이 호흡의 특징이다.

* 올바른 걷기 자세 *

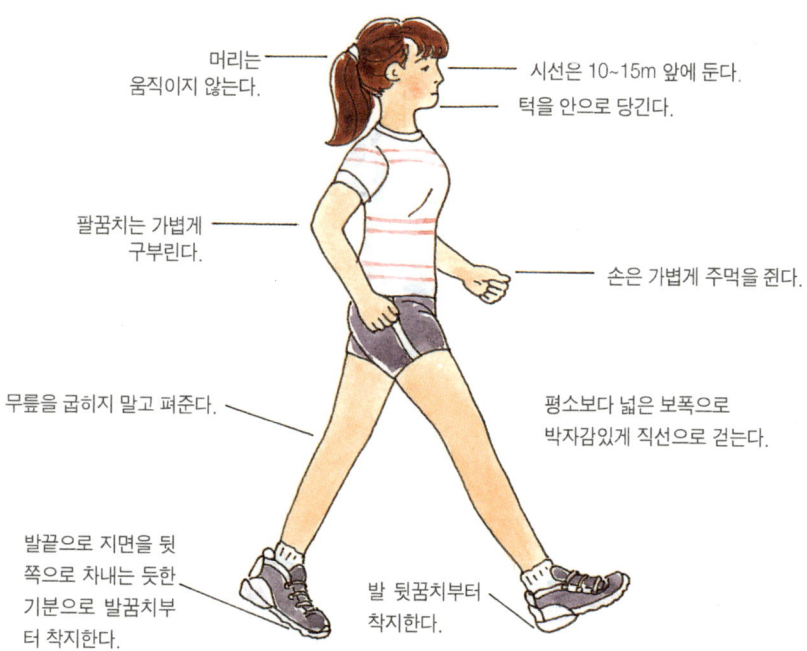

- 머리는 움직이지 않는다.
- 시선은 10~15m 앞에 둔다.
- 턱을 안으로 당긴다.
- 팔꿈치는 가볍게 구부린다.
- 손은 가볍게 주먹을 쥔다.
- 무릎을 굽히지 말고 펴준다.
- 평소보다 넓은 보폭으로 박자감있게 직선으로 걷는다.
- 발끝으로 지면을 뒷쪽으로 차내는 듯한 기분으로 발꿈치부터 착지한다.
- 발 뒷꿈치부터 착지한다.

걸을 때 복장은 땀 흡수가 빠르고 가벼운 운동복 차림이 좋으며, 운동화는 바닥이 두텁고 발에 잘 맞으며 쿠션이 좋은 것을 선택해야 한다. 걸을 때 조깅화는 적합하지 않다.

* 올바르지 못한 걷기 자세 *

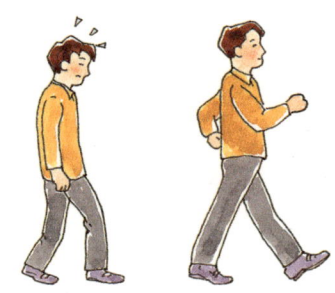

비만을 해소하는 간단한 운동

3. 몸에 좋은 수중 운동

(1) 신체에 부담 없이 근력을 향상한다

　수중 걷기는 몸의 부력을 이용하고 있기 때문에 허리나 관절에 부담을 주지 않으면서 근력을 향상할 수 있는 것이 장점이다. 체중이 무거운 사람이나 다리와 허리가 약한 사람이라도 시도할 수 있다. 또 육상에서 걷는 것보다 약 절반의 시간 동안 같은 에너지를 소비할 수 있는 것도 수중 걷기의 매력이다.

　수중 걷기도 육상 걷기와 마찬가지로 조금씩 시작하는 게 중요하다. 10~15분부터 시작. 익숙해지면 조금씩 시간을 길게 잡아서 30~45분 정도 걸을 것을 목표로 정한다.

　수중 운동은 에너지 소비량이 많아 한 주에 2~4회 운동하는 것으로도 충분한 효과가 있다.

　수중에서 걸을 때 기본 자세는 육상과 거의 같다. 등줄기를 곧게 펴고 팔을 크게 앞뒤로 흔들면서 발꿈치부터 착지한다.

　처음에는 그림처럼 비트판을 사용하면 쉽게 걸을 수 있다.

🩺 수중 걷기의 기본 방법

　비트판을 들고 곧게 서서, 다리를 천천히 앞으로 내밀며, 발꿈치부터 착지한다.

　육상에서 걷는 것보다 무릎을 더 많이 굽힌다. 다리를 위로 높이 올리면서 앞쪽으로 뻗는다. 팔꿈치를 앞뒤로 흔들어서 물을 가르면서 걷는다. 익숙해지면 한쪽 손을 어깨 뒤로 넘겨 팔꿈치 부분을 반대쪽 손으로 잡는 자세로 걷는다.

수중 걷기의 주의 사항

- 등이 뒤로 젖혀지지 않게 할 것
- 처음에는 일상적인 보폭으로 천천히
- 수중에서 체온이 떨어지기 쉬우므로 자주 휴식을 취한다.
- 운동 시간은 대략 15~20분, 일주일에 3회 정도가 적당하다.

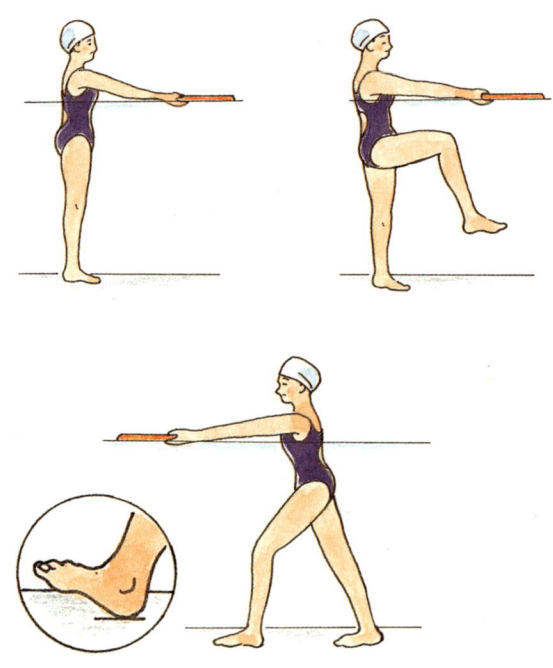

* 수중 걷기의 기본 자세 *

비트판을 들고 곧게 서서, 다리를 천천히 앞으로 내민다.

(2) 수영은 운동 효과가 뛰어난 유산소 운동

수영으로 하는 다이어트는 주변에서 자주 볼 수 있다. 다이어트에 미치는 수영의 장점을 살펴보자.

첫째, 물에 들어가는 것만으로 심폐기능이 강화되고, 기초대사가 활발해져서 살이 찌지 않는 체질이 된다.

둘째, 수중 운동은 열량의 소비가 많다.
셋째, 평상시 단련하기 힘든 부분의 근육을 사용할 수 있다.

수영은 다이어트에 효과적이다. 따라서 수영을 시작하려는 사람은 자신에게 맞는 속도로, 수영법을 익혀 나가야 한다. 그리고 점차 물과 친숙해진 후 수영법을 따르면 된다.

수영은 다이어트뿐만 아니라 전신 운동으로도 전혀 손색이 없다. 또한 많은 에너지를 소비하며, 여러 부위의 근육을 조이는 효과도 높다.

수영법 포인트

• 자유형

전신 근육을 가장 균형적으로 사용하는 수영법이다. 단 수영이 자신 없는 사람은 무산소 운동이 될 수 있으므로 주의해야 한다.

자유형은 팔 동작이 중요하다. 손을 힘껏 앞으로 뻗어서 손바닥으로 물을 움켜쥐는 느낌으로 끌어당겼다가 몸 바로 아래를 지나 뒤로 저어 준다. 몸은 일직선으로 되어 있다.

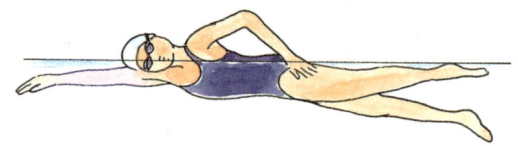

• 평영

누구나 비교적 간단히 배울 수 있는 수영법이다. 팔과 다리를 동시에 펴면서 물에서 퍼기를 한다는 감각으로 수영하는 것이 중요하다. 넓적다리 안쪽과 두 팔의 근육을 조여 주는 효과가 있다.

단 장기간 오래 계속하면 요통의 원인이 될 수도 있다. 또 천천히 헤엄치게 되면 에너지 소비가 작다는 단점이 있다.

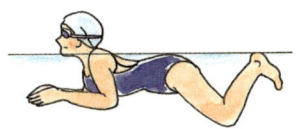

- 배영

익숙해지면 매우 쉬운 수영법이다. 몸을 일직선으로 유지하고 얼굴은 똑바로 위로 향해 등에 힘을 주어 배를 힘껏 조이는 것이 중요하다. 등과 옆구리의 근육을 조이는 효과가 있다.

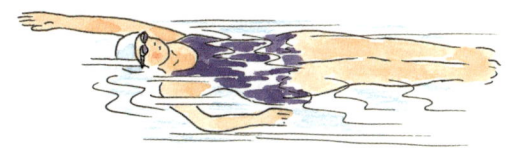

4. 운동할 때 이 점을 주의하자

걷기이나 수영이 다이어트에 효과적인 유산소 운동이라고 해도 잘못된 방식을 따르면 오히려 병을 일으키거나 중대한 사고가 발생활 수 있다.

따라서 운동할 때는 다음과 같은 점에 주의해야 한다.

운동의 기본은 준비 체조다

운동선수들도 매일 본 훈련에 앞서 충분히 몸을 풀어준다. 준비 운동은 신체를 안정 상태에서 운동 상태로 적응하도록 돕는 단계다.

체온을 상승시켜 근육 및 관절부위의 움직임을 원활하게 하고, 피의 흐름을 빠르게 하여 최적의 몸 상태로 만드는 것이 준비 운동의 목적이다.

준비 운동은 10~20분 정도가 적당하다. 근육과 인대 등을 서서히 이완시키는 스트레칭으로 발목, 무릎, 허리, 어깨, 목 등의 관절을 충분히 풀어준다. 이때 동작마다 10~15초 정지하는 것을 되풀이해야 효과를 볼 수 있다. 단 아플 정도로 무리해서는 안 된다.

특히 아침에는 기온이 낮아 고혈압, 심장 질환 등 심혈관 질환자들은 반드시 준비 운동을 통해 발생할 수 있는 돌발 상황을 막아야 한다.

유산소 운동으로 체지방을 공략

복부나 허벅지 등 특정 부위의 살을 빼려고 특정 한 부위만 집중적으로 운동하는 사람들이 있다. 심지어 부위별로 살을 빼는데 효과적이라는 운동기구들이 사람들의 관심을 끌기도 한다. 그러나 이런 운동법은 의학적으로 그다지 바람직하지 못하다. 특정 부위의 지방을 감량하려면 전신에 분포된 지방이 동원되어야 감량이 가능하기 때문이다.

예를 들면, 뱃살을 빼려고 윗몸 일으키기를 하면 복부의 피하 지방만 쓰이는 것이 아니라 팔이나 간에 저장된 지방도 쓰일 수가 될 수 있다. 이 때문에 전신의 체지방을 먼저 연소한 뒤 부분적인 운동으로 특정 부위의 근력을 향상하는 것이 좋다.

속보, 조깅, 수영 등 몸의 큰 근육들을 사용하는 유산소 운동을 하면서 윗몸 일으키기나 훌라후프 돌리기, 팔굽혀 펴기 등의 부분 운동을 병행한다.

마무리 운동을 빼놓지 않는다

운동을 마친 뒤에는 반드시 정리 운동을 해야 한다. 프로 선수들도 경기가 끝난 뒤 조깅과 스트레칭으로 운동을 마무리하는 것으로 알려져 있다.

정리 운동은 운동으로 흥분된 상태를 정상으로 순환하며, 심장 박동이나 혈압 등을 안정되게 하는 역할을 한다.

자신의 체력에 맞게 운동량을 조절한다

뚱뚱하거나 운동을 처음 시작하는 사람은 처음부터 강도 높은 운동을 하는 것을 삼가야 한다. 무릎이나 발목에 염좌 등 부상을 얻을 수 도 있어 자신의 최대 운동 능력의 40~50%에서 시작해서 조금씩 운동량을 늘리는 것이 좋다.

운동 시간이 너무 짧아도 체지방을 효율적으로 분해하기 어려우므로 최소 일주일에 3일 이상, 하루 30분 이상 계속해야 축적된 지방을 에너지원으로 쓸 수 있다.

🩺 공복 시나 식사 직후에는 운동을 피한다

공복 시는 혈당치가 떨어져 운동을 하면 현기증이 일어나거나 주의력이 산만해져 사고로 이어질 우려가 있다.

또 식사 직후에는 혈액이 위장에 모여서 피 순환이 원활하지 못하므로 식사 직후 운동은 되도록 피한다.

🩺 운동 중에 수분을 섭취한다

체내 수분이 부족하면 혈액이 짙어지면서 점성이 증가, 피의 흐름이 나빠져 심장이나 혈관에 커다란 부담을 준다. 게다가 체온 조절도 잘 되지 않기 때문에 매우 위험하다.

수분을 잘 공급해 주면 심장의 부담을 줄이며, 체온 상승이 억제되어서 피로도 줄어든다. 목의 갈증이 가실 정도로 몇 번에 나누어 조금씩 마시는 것이 요령이다. 단 스포츠 음료는 설탕 등 감미료가 함유되어 있는 것이 있으므로 많이 마시면 역효과가 난다. 수분은 물이나 보리차로도 충분하다.

한편 수영은 땀이 나지 않는다고 생각하기 쉽다. 그러나 사실은 상당한 양의 땀을 흘리기 때문에 수영 전에 미리 수분을 공급해 주는 것이 좋다.

🩺 컨디션이 좋지 않을 때는 무리하지 않는다

다이어트를 시작하기로 결심했다고 해서 컨디션이 나쁠 때도 억지로 운동해서는 안 된다. 열이나 두통이 있고, 나른하며, 얼굴이 붓고, 목이 아프는 등 자신의 건강 상태나 심리 상태가 좋지 않다고 생각되는 날은 운동을 쉬는 편이 오히려 건강에 유익하다.

운동을 하기 시작했더라도 자신의 상태가 나쁠 때는 운동을 멈추고 일찍 집에 돌아가 쉬는 것이 좋다.

Doctor's clinic

살찌기 쉬운 가을, 효과적인 운동법으로 건강을 챙기고 비만을 예방하자

가을이 되면 많은 사람들이 살이 찐다고 한다. 그래서 천고마비의 계절이라는 말도 있다.

살이 찌는 이유는 여름 동안 더위로 잃어버린 식욕이 다시 살아나며, 생리적으로도 혈관이 수축되고 지방층이 두꺼워져 살이 찌기 쉬워지기 때문이다. 따라서 적절한 운동으로 건강과 몸매를 유지하는 것이 최선이다. 가을철 비만을 예방하기 위한 운동법을 소개한다.

 가을에 특히 좋은 운동

볕이 따갑지 않은 계절이므로 조깅은 확실한 운동 효과를 볼 수 있는 종목이다. 근력과 근지구력 향상은 물론 고혈압, 동맥 경화, 심장병, 비만 등을 예방하는 데 달리기만한 운동이 없다.

그러나 처음 조깅을 시작하는 사람은 시속 6~7km의 속도로 20분 정도가 적당하며, 2주마다 5분씩 운동 시간을 늘리는 것이 무리가 없다.

등산은 심폐 기능을 향상시키며 무릎과 허리를 강화시키는 유산소 운동이다. 특히 중년 이후에는 격렬한 운동보다는 여유롭게 운동 효과를 볼 수 있는 등산이 제격이다. 등산은 오르막과 내리막을 걸으면서 하체의 근육들을 강화시킬 수 있다는 장점이 있다.

일반적으로 50분 걷고, 10분 휴식을 취하는 것이 정설이다. 가을에는 해가 빨리 지므로 산행 전에 이를 충분히 염두에 두어야 한다.

Chapter 4

비만을 예방하는 생활의 지혜

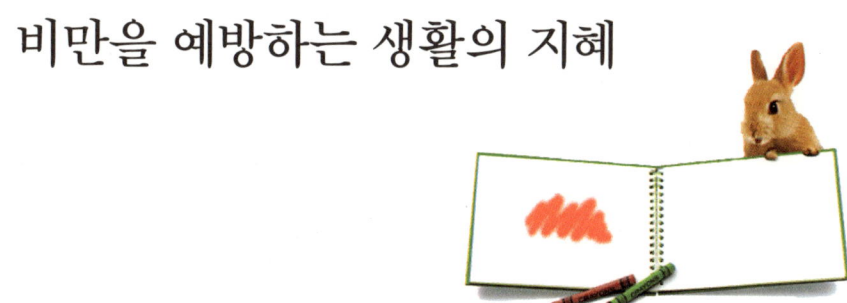

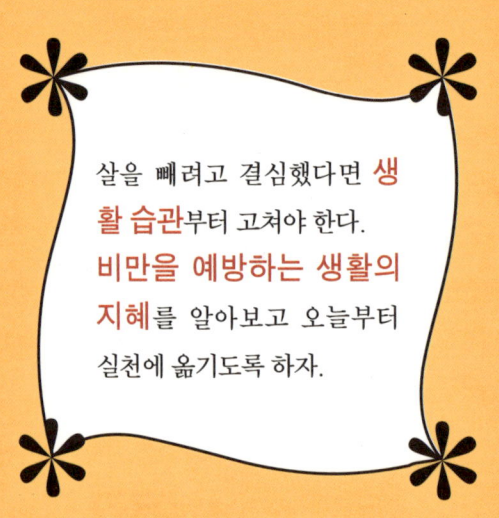

살을 빼려고 결심했다면 **생활 습관**부터 고쳐야 한다. **비만을 예방하는 생활의 지혜**를 알아보고 오늘부터 실천에 옮기도록 하자.

1. 마음가짐이 중요하다

운동이나 약물에 의존하면서 살을 빼겠다는 사람들도 적지 않으나 그것은 분명 잘못된 생각이다. 단적으로 말해 식사나 운동으로 생활 습관을 개선하지 않고서 살을 빼기가 어렵다.

시중에 범람하고 있는 다이어트 정보에 현혹되어 헛수고를 할 것이 아니라, 단호하게 자기의 원칙을 세워 다이어트를 진행해 나가도록 하자.

운동량이 적은 날은 식사도 적게 한다

일반적으로 인간의 기초 대사량은 25세를 전후로 절정에 달했다가 점차 감소한다. 1년간 감소하는 기초 대사량은 3,500kcal로, 이것을 지방 조직으로 환산하면 약 0.5kg에 해당한다. 그러나 단순히 계산하면 25세를 지나면 식사나 운동량을 바꾸지 않더라도 해마다 0.5kg씩 체지방이 증가한다는 말이다. 즉 젊었을 때처럼 음식을 섭취하게 되면 점점 살이 쪄버릴 것이다. 따라서 비만을 방지하기 위해서는 중년 이후의 활동량에 맞추어 식사량을 조절할 수 있어야 한다.

특히 평일을 바쁘게 보내는 사람이라도 주말에는 극단적으로 에너지 소비량을 줄이는 사람이 많은데, 주말은 기분이 해이해져서 필요 이상으로 먹게 되기 쉽다. 주말이야말로 단단히 고삐를 조여 식사량을 줄여서 쉽게 살이 찌지 않도록 주의하자. 적어도 밥은 한 공기 이상 먹지 않도록 하는 것이 좋다. 또 휴일을 빈둥빈둥 지내게 되면 간식에 손대기 쉽다는 것을 기억하고 주말 시간을 활기차

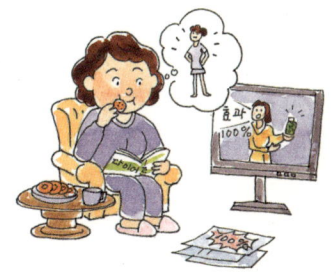

비만은 자신과의 싸움으로 전반적인 생활 습관을 되돌아보고 개선하려는 의지가 필요하다.

게 보내도록 한다.

🏥 식사 일기를 쓰자

다이어트를 진행하면서도 물론이지만, 비만을 예방한다는 차원에서 식사 일기를 쓰는 것은 의미가 있다.

식사 일기는 그날 먹은 음식을 기입하는 것으로, 세 끼 식사에서 마신 것이나 간식으로 먹은 사탕이나 커피에 넣은 설탕, 우유까지 하루 섭취한 모든 것을 망라한다.

이 일기를 쓰게 되면 대개의 사람들은 자기가 예상했던 것 이상으로 많이 먹는다는 사실에 놀란다. 그리고 다이어트 중인 사람은 자신의 식생활에서의 결점을 잘 이해하게 된다. 다이어트 중이 아닌 사람이라도 너무 먹었다는 것을 일목요연하게 알 수 있게 되어 다음날에는 주의하는 등 비만 예방에도 도움이 된다.

식사 일기를 적을 때는 먹은 것과 섭취량을 될 수 있는 한 자세하게, 구체적으로 쓰는 요령이 필요하다. 애매한 표현은 내용을 참고할 때 정확성을 떨어뜨린다.

즉 비스킷 약간이라고 쓰면 한두 개 정도 먹은 것처럼 여겨지지만, 실은 대여섯 개를 먹었을 수도 있다. 따라서 '초콜릿 과자 네 개 반' 하고 상세하게 적도록 한다.

가능하면 어디서 누구와 어떤 기분으로까지 기록해 두면 좋다. 그러면 친구와 외식할 때 고열량 음식을 먹는 경향이 있으며, 무의식적으로 거실에서 간식을 먹는 일이 잦는 등 지금까지는 깨닫지 못했던 생활 습관이나 식생활의 결점을 발견할 수 있게 된다.

이와 같은 자신의 음식 섭취 방식을 파악할 수 있으면 다이어트에 물론 큰 도움이 될 것이다.

　주의할 점은 식사 일기는 외식을 할 때 바로 기입하는 것을 잊기 쉽다. 수첩을 지니고 다니면서 언제라도 쓸 수 있게 하면 좋을 것이다. 건강을 유지와 식생활에 반드시 도움이 될 것이다.

자신의 강력한 의지가 중요하다

　의사의 지시에 따른 체계적인 비만 치료는 식사와 운동이 중심으로 되어 있다. 균형이 갖추어진 식사와 적당한 운동은 다이어트의 기본이기도 하다.

　1일 섭취 에너지를 1,200~1,600kcal로 억제하면서 영양을 배려한 당뇨병 치료식은 이상적인 다이어트 식단이라고도 할 수 있다. 식사 요법은 반년에서 1년에 걸쳐 천천히 식습관을 바꾸기 때문에 감량 효과는 천천히 나타나지만, 식습관을 원래대로 되돌리지 않는 한 감량 후의 체중을 오래 유지할 수 있다.

　운동으로 쓰이는 소비 에너지는 그다지 많지 않다. 가령 42.195km를 달리는 마라톤의 소비 에너지는 약 2,400kcal로, 이것은 성인의 하루 소비 에너지 양을 웃도는 양이지만, 지방으로 환산하면 300g의 감량밖에는 안 된다. 하물며 보통의 체력으로 할 수 있는 운동량으로 지방이 거의 연소되지 않는다고 봐도 좋을 것이다. 오히려 식사 요법에 의한 감량을 진행하고 있다면 단백질의 섭취량은 줄이지 않도록 하면서 지구력을 기르는 에어로빅 운동보다 근육이 빠지는 것을 방지하는 근육 트레이닝을 행하는 쪽이 효과적이다.

　최근에는 식욕을 억제하는 비만 치료약도 활발히 개발되고 있다.

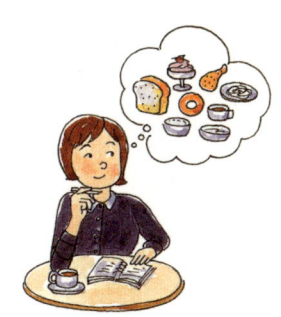

식욕을 억제하는 것은 쉽지 않지만 비만을 예방하는 필수 조건이다.

뇌의 식욕 조절 중추에 직접 작용해서 식욕을 억제하는 기능이 있는 뇌신경 전달 물질을 증가시키고, 시상 하부에 있는 포만 중추를 흥분시키는 작용하며, 현재 비만도가 표준 체중의 70% 이상, 또는 BMI 지수가 35 이상인 과도한 비만의 경우에만 이 약을 처방하고 있다. 그러나 이 약을 인가함으로써 비만도 병이라는 것을 처음으로 인정한 것으로 평가된다.

약의 효과에 있어서는 확실히 효과가 있지만, 연속해서 사용할 수 있는 기간은 3개월로 정해져 있으므로, 복용을 중지했을 때 요요 현상이 일어나 체중이 본래대로 되돌아가는 경우도 있다. 약으로 체중을 감량하더라도 본인이 식생활을 개선하려고 하지 않으면 의미가 없다.

중년 이후의 다이어트는 역시 건강 유지

중년 이후부터는 젊은 여성처럼 극단적으로 마른 체형으로 몸매를 만들고 싶다고 생각하는 사람은 드물다. 중년 이후의 다이어트를 하는 주요한 목적은 역시 건강 유지다.

일이나 가사에 열중하면서 자신의 취미를 즐기려면 무엇보다도 우선 건강하지 않으면 안 된다. 비만 때문에 병에 걸리기라도 한다면 앞으로의 인생을 활기차게 보낼 수 없다.

특히 남성은 비만에 대한 위기감이 그다지 큰 것 같지 않으나, 엄밀히 따져 말한다면 성인병으로부터 해방되기 위해서라도 비만을 특히 경계해야 한다. 우선 자기 스스로 비만을 해소하려는 결의부터 굳히는 것이 필요하다.

자신이 살을 빼겠다는 의지를 갖지 않고서는 체중 감량은 더 불

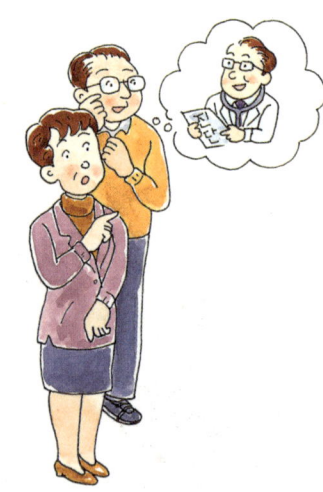

중년은 성인병 발병률이 높은 시기이므로 비만을 특히 경계해야 한다.

가능하다. 다이어트는 자신의 건강을 관리하는 것과도 연결되는 것이다.

2. 다이어트를 원한다면 이것부터

하루에 최소 10분 이상 전신 운동을 하라

한때 엎드린 자세에서 바퀴가 달린 기구를 밀고 당기는 동작으로 근력 강화와 다이어트 효과를 볼 수 있다는 운동 기구가 널리 각광을 받았다.

또 누워서 다리만 올려놓으면 저절로 뱃살과 체중을 줄여준다고 광고하던 업체들이 제재를 받은 적이 있다.

다이어트가 말처럼 쉽지 않다는 것을 체험한 사람들은 몇 가지 공통점이 있다. 그것은 빨리, 그리고 쉽게 살을 뺄 수 있다면 무슨 방법이든 가급적 모두 시도해 보겠다는 생각을 한다는 것이다. 그러니 살 빼는 효과가 있다는 운동 기구에 귀가 솔깃할 수밖에 없다. 하지만 비만의 개념을 정확히 안다면 이런 선전들이 근거가 희박하다는 것을 쉽게 알 수 있다.

비만이란 체내에 지방 축적이 과다한 상태를 말한다. 다이어트는 이렇게 쌓인 지방을 없애려는 시도이다. 대개 운동 후 5분 이내의 운동 에너지원은 간이나 근육에 저장된 글리코겐이 쓰이며, 그 이후에 체내 지방이 동원된다.

따라서 운동 시간은 10분 이상 계속되어야 하며, 그 시간이 길어질수록 대사량이 많아지고 체중 감량의 효과가 높아진다.

체중 감량을 위한 최선의 방법은 규칙적인 유산소 운동을 실시하는 것이다. 그러나 자신의 복부에 특히 지방이 많다고 생각한다면 먼저 전신 운동으로 체내 탄수화물을 연소하고 지방을 에너지원으로 쓴 다음 다이어트용 운동 기구를 이용한다면 복부에 있는 체지방을 없애는 데 효과가 있다.

복근을 강화하는 운동 기구를 쓸 경우 일시적으로 배가 들어가 보이는 일시적인 효과가 있을지 모르지만 뱃살을 근본적으로 빼는 것은 아니라는 것을 분명히 알아야 한다. 적어도 하루 30분 이상 자전거 타기, 수영, 걷기, 달리기 등 유산소 운동을 꾸준히 해야 한다.

체중계, 만보계, 식사 일기는 필수품

다이어트를 할 경우 생활 습관을 바꾸려는 결심을 먼저 해야 한다. 체중계를 이용해 자신의 체중을 자주 파악해 두는 것은 비만 방지에 크게 도움이 된다. 가능하면 하루 2~3회, 시간을 정해 체중을 재도록 하고, 주방이나 거실 등 눈에 잘 띄는 장소에 체중계를 두는 것이 좋다.

만보계는 자신의 걷는 양을 파악할 수 있고, 식사 일기는 그날에 먹은 것이나 먹을 때의 상황을 파악하는 데 도움이 된다. 이러한 것들은 자신을 더욱 절제하게 만들고 비만에 대한 경각심을 높여주어 다이어트에 효과적이라고 할 수 있다.

다이어트 생활에서 꼭 필요한 것은 디지털 체중계, 만보계, 식사 일기다.

디지털 체중계로 자신의 체중을 자주 파악해 두는 것은 비만 방

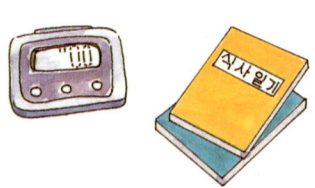

습관을 바꾸려는 결심을 하고, 생활을 자주 점검한다면 다이어트에 성공할 수 있다.

지에 많은 도움이 된다. 가능하면 하루 2~3회, 시간을 정해 체중을 재도록 한다. 주방이나 거실 등 자주 체중을 재기 쉬운 장소에 두는 것이 좋다.

만보계는 매일의 운동량을 파악할 때 필요하고 식사 일기는 그 날에 먹은 것이나 음식 섭취 상황을 파악하는 데 도움이 된다.

주 1~2회, 해금일을 정한다

단 음식이 살찌기 쉽게 한다고는 하지만, 음식의 유혹에서 벗어날 수 없다는 사람도 많다. 단것을 먹고 싶다는 생각이 드는 사람은 단것을 먹어도 좋은 날을 일주일에 한두 번 정도 만들면 좋다.

이날만은 차나 블랙 커피, 홍차 등 열량이 없는 음료수와 함께 천천히 좋아하는 음식을 즐겨 보도록 하자. 시간대는 저녁 이후보다 식사 후 바로 일에 들어가 에너지를 소비할 수 있는 점심 때가 좋다.

다만 버터나 생크림이 듬뿍 든 케이크는 가능하면 피하는 것이 좋다. 열량이 높을 뿐만 아니라 케이크처럼 당질과 지방을 함께 섭취하는 식품은 인슐린의 분비를 활발하게 만들어서 체지방을 축적하기 쉽게 만든다.

또 이왕이면 케이크보다 열량이 낮은 지방이 적고 담백한 비스킷 쪽을 택하라.

음미하면서 먹으면 포만감이 크다

비만을 막으려면 식사 때 환경도 중요하다. 시상 하부에 있는 포만 중추는 음식물을 먹은 뒤 20~30분 후에서야 대뇌에 배부르다는 신호를 보낸다.

　동물의 경우는 포만 중추가 대뇌에 지령을 내리면 먹는 것을 중지하지만, 인간은 그렇지가 않다.

　포만 중추의 신호를 받을 때 텔레비전이나 신문 등에 정신이 팔려 있으면 포만 신호를 느낄 수가 없어 식사가 끝난 다음에도 왠지 배가 부르지 않고 포만감을 느끼기 어려운 상태에 빠지기도 한다.

　때로는 친구와 즐겁게 이야기를 나누면서 식사하는 것도 좋다. 그러나 얘기에만 너무 열중하면 포만감을 느끼기가 어렵게 되어 풀코스 요리도 남김없이 먹어 버리게 된다.

　보통의 식사는 포만감을 얻기 위해서 먹는 일에만 열중하는 것이 좋다. 조용한 환경 속에서 요리의 맛과 씹히는 음식을 즐기면서 천천히 먹으면 1인분의 양으로도 충분히 만족할 수 있다.

서고, 걷고, 앉는 자세를 살펴보자

　살찌지 않고 체중을 유지하려면 중요한 것이 평소의 자세다. 자세를 바르게 하는 것으로 허리는 2~3cm까지 가늘어질 수 있다고 한다.

　확실히 고양이 등을 하고 배를 쑥 내민 채로 서 있는 것보다 등을 곧게 펴고 배를 힘주어 끌어당기고 엉덩이에 바짝 힘주고 선 자세 쪽이 아름답고 늘씬해 보인다.

　실제로 자세가 나쁜 사람은 복근이나 등에 힘이 들어가지 않기 때문에 배나 허리에 지방이 붙기 쉬워진다. 자세를 바로 하면 배나 엉덩이가 바짝 조여질 뿐만 아니라 대사 기능도 개선되어 쉽게 살이 찌지 않게 된다.

걸을 때도 마찬가지다. 바른 자세로 걸으면 전신의 근육을 움직이게 되어서 허리나 팔이 조여지고, 엉덩이가 올라가는 효과도 기대할 수 있다.

앉아 있을 때의 자세가 나쁘거나 다리를 꼬거나 하면 살찌기 더 쉬워진다.

복근이나 등살을 의식하면서 무릎을 딱 붙인 채 앉아 있는 자세로도 체지방을 연소할 수 있다.

• 평상시 올바른 자세

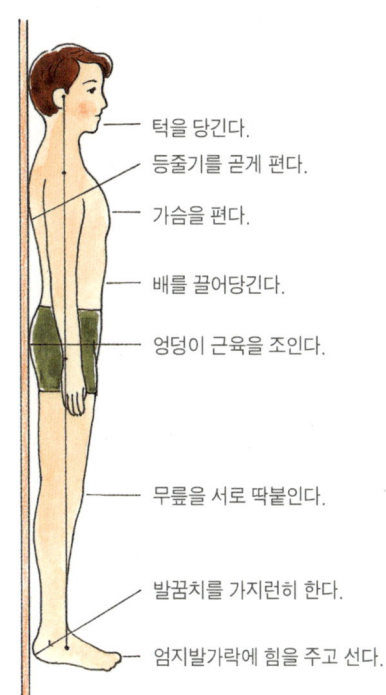

- 턱을 당긴다.
- 등줄기를 곧게 편다.
- 가슴을 편다.
- 배를 끌어당긴다.
- 엉덩이 근육을 조인다.
- 무릎을 서로 딱붙인다.
- 발꿈치를 가지런히 한다.
- 엄지발가락에 힘을 주고 선다.

- **걷는 법**

  등을 곧게 펴고 배는 바짝 끌어당기며, 엉덩이 근육에 힘을 주고 무릎을 쭉 펴면서 걷는다.

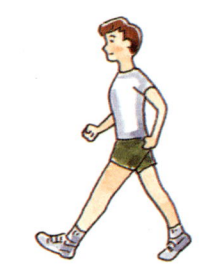

- **나쁜 걸음 자세**

  고양이 등 같은 자세를 취하며, 또한 걸을 때 몸을 좌우로 흔든다. 몸을 뒤로 젖힌 채로 걷고 무릎을 구부린다.

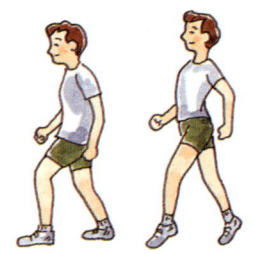

에너지를 많이 소비하는 운동

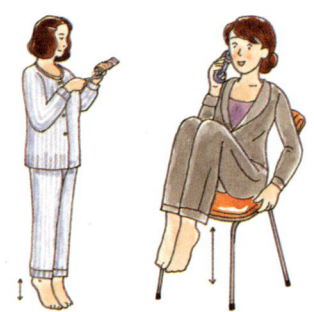

기본적으로는 그 사람의 마음가짐에 따라 비만을 방지할 수도 있다. 앞에서도 얘기했지만 살을 빼기 위해 특별한 운동은 하지 않더라도 적극적으로 생활한다면 자연히 살이 찌지 않게 될 것이다. 청소나 세탁 등 활발히 움직이는 가사일도 훌륭한 운동이 된다.

기왕에 하는 일이라면 에너지를 많이 소비하는 쪽이 다이어트에 유리하다.

이와 같은 일상의 동작에 운동을 응용해 보는 것도 좋다. 예를 들어 양치질을 하면서 발끝으로 서기를 한다던가, 전화를 걸면서 의자에 앉아 다리를 올렸다 내렸다 한다거나, 텔레비전을 보면서 복근 운동을 하는 등 가벼운 운동을 시도해 보자.

이렇게 언제라도 몸을 움직이는 것을 의식한다면 저절로 비만을 예방할 수 있게 될 것이다.

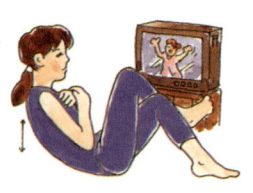

일과로 바쁘다면 틈틈이 가벼운 운동부터 시작해도 좋다.

과격한 다이어트는 오히려 역효과

매월 발행되는 여성지마다 다이어트 기사가 넘쳐나며, 서점에 가 보면 유명인의 다이어트 책들이 즐비하고, 여러 가지 다이어트 법이 TV를 통해서 범람하고 있는 시대다.

이와 같은 다이어트는 체중이 줄더라도 다시 원래대로 돌아가 버리는 요요 현상이 많다는 것이 공통점이다. 무리한 감량을 시도하면 지방뿐만이 아니라 근육도 빠지게 되는데, 체중이 원래대로 돌아갈 때는 지방만이 붙고 근육은 본래대로 돌아가 주지 않는다. 근육이 빠지면 기초 대사량이 줄어서 점차 더 에너지를 사용하기 어려워진다.

그러므로 다이어트에 의한 요요 현상이 반복적으로 계속되면 열량을 소비하는 근육이 적어져서 점차 더 살이 빠지지 않게 된다. 또한 체중을 감량하더라도 곧 원래대로 되돌아가기 쉬운 몸이 되어 버린다.

필요한 영양을 배제한 과격한 다이어트일 경우는 영양실조로 빈혈이 생기거나, 어지러워서 일에 집중할 수 없어지게 한다. 게다가 여성의 경우는 장차 아기를 낳을 수 없는 몸이 될 수도 있다.

그 밖에 급격한 다이어트로 살을 빼고 싶다고 생각한 곳은 빠지지 않고, 다른 부분부터 살이 빠져 버리는 경우도 적지 않다.

지방이 붙기 쉬운 엉덩이이나 복부가 날씬해지는 것은 다이어트 최종 단계의 일로, 거기까지 이르려면 전신이 소모되어 쇠약해진 다음이 될 수도 있다. 비만을 해소해서 건강해지기 위해

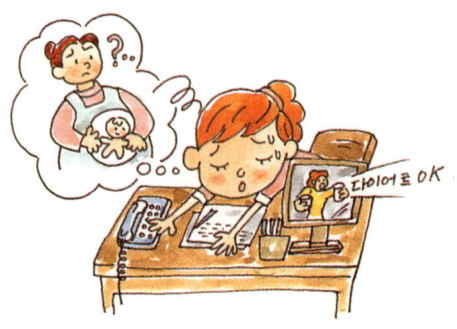

건강을 고려하지 않은 다이어트는 오히려 커다란 역효과를 나타낼 수 있다.

비만을 예방하는 생활의 지혜

시작 다이어트가 이렇게 진행된다면 오히려 역효과이다.

다이어트로 살을 뺀다는 것은 가능할지 모르지만, 살을 빼고 싶은 곳을 빼서 이상적인 몸매를 지향한다는 것은 역시 어려운 일일 것이다.

3. 우리 아이를 소아 비만에서 지킨다

소아 비만, 나쁜 생활 습관이 원인이다

여러 가지 환경적 요인이 있겠지만, 어린아이들이 살찌는 것을 가볍게 지나쳐서는 안 된다. 성인이 되어 비만이 시작된 사람보다 소아기에 비만이 진행되는 사람이 비만의 정도도 더 심각하며, 합병증도 유발하기 쉽다. 관상동맥, 뇌혈관 질환 등 성인병의 발생도 더 빨리 찾아오며, 살이 찐 아이들은 자칫 자신감이 없고 소극적이기 쉽다. 친구들과 원만한 관계를 맺기도 힘들고 자칫 왕따가 될 수도 있다.

소아 비만의 진단 기준은 비만도다. 비만도(%)는 (실제 체중 — 신장별 표준 체중)을 신장별 표준 체중으로 나누어 100을 곱한 것으로 계산한다. 20% 이상이면 비만, 20~30%는 경도 비만, 30~50% 이상을 중등도 비만으로 분류한다. 대체적으로 경도 비만일 경우 성장하면서 대부분 날씬해지므로 감량할 필요가 없지만, 중등도 비만일 경우에만 1~2개월에 1회씩 정기 검진을 실시하며, 매월 1~2Kg 정도를 감량하는 것이 좋다.

비만도 50%일 경우도 같은 원칙을 적용하는데, 최종 목표는 비만도 20% 내에 둔다. 한편 비만도 50% 이상으로 합병증을 동반한 경우는 매월 2~3kg씩 감량하면서 중등도 비만으로 목표치를 세운다.

성인도 마찬가지이지만 아이들이 살이 찌는 이유는 역시 먹는 것에 비해 적게 움직이기 때문이다.

따라서 식생활 습관을 우선 바꿔주는 것이 중요하다. 그러나 무엇보다도 아이들 스스로 비만의 심각성을 알고 환경을 고쳐 간다거나 먹는 음식에 세심한 주의를 기울이도록 돕는 것도 비만 예방의 한 방법이다.

하지만 저열량 식사를 하되 끼니를 거르면 안 된다. 비만 아동에게 하루 에너지 소비량보다 적은 열량의 음식을 계속 먹으면 체중이 차차 감소한다는 믿음을 심어 주어야 한다.

식이 요법으로 포만감 조절하기

비만을 조절하려면 가장 우선적으로 식이 요법을 시작해야 한다. 체중 감량은 6~12개월 동안 서서히 시도하며, 저열량 저탄수화물, 고단백질 식사 요법을 지켜 가는 것이 원칙인데, 이는 성장에 필요한 단백질은 충분히 공급하고 탄수화물, 지방은 되도록 제한하라는 것이다. 총 열량의 20%는 단백질로, 30%는 지방질, 50%는 탄수화물로 한다.

밥, 감자, 껍질을 벗긴 곡물로 만든 빵, 과일 채소 등 지방이 적고 섬유질이 많은 음식을 먹고, 밥을 먹을 때는 천천히 씹어 먹도록 해 포만감을 빨리 느껴 식사량이 늘지 않도록 한다. 아이들은 계속 성장하므로 체중을 줄이려하지 말고 더 늘어나지 않도록 하는 것이 중요하다.

성장에 도움이 되는 단백질과 칼슘이 많이 들어 있는 음식을 위주로 섭취하면서 운동하도록 한다.

그래야 성장호르몬 분비가 촉진되면서 키가 자라며 자연히 비만이 해소된다.

어린이들이 스스로 식품을 선택하고, 식사량을 조절해 가며 먹을 수 있도록 신호등 식사요법을 가르쳐 주면 좋다.

아래 표에서 제시하는 것처럼 튀김, 햄버거, 피자와 같은 빨강색 식품군은 열량은 높고 영양이 낮은 음식이다. 빨강색 식품군은 1주일에 네 가지 이상 섭취하지 않도록 주의한다.

노랑색 식품군은 식사의 재료가 되는 주요 식품군으로 정해진 양만 먹도록 한다. 녹색 식품군은 제한 없이 먹을 수 있다.

신호등 식이 요법

색	음 식
빨강군	감자튀김, 야채샐러드(마요네즈 사용한 것) 과일 통조림, 고구마튀김, 도넛, 맛탕, 버터, 마요네즈, 설탕, 사탕, 꿀, 과자류, 케이크, 초콜릿, 양갱, 젤리, 꿀떡, 통닭, 돈가스, 피자, 핫도그, 햄버거 등.
노랑군	감자, 사과, 귤, 배, 수박, 감, 과일주스, 토마토, 우유, 두유, 분유, 치즈, 기름기를 제거한 육류(닭고기는 껍질제거)와 생선구이나 찜, 계란, 두부, 새우, 밥, 빵, 국수, 떡, 고구마, 잡채 등.
초록군	오이, 당근, 배추, 무, 김, 미역, 다시마, 버섯, 레몬, 홍차, 녹차, 약초, 양념, 기름기를 걷어낸 맑은 육수 등.

규칙적인 운동이 필수

가급적 규칙적인 운동을 하되 비만아 중에서 당뇨, 고혈압 등의 질환이 있을 수 있으므로 무턱대고 격렬한 운동을 하도록 해서도 안 된다. 신체 상태를 미리 점검하고 의사와 상담한 후 운동을 지도한다.

가벼운 달리기나 스트레칭 등 준비 운동을 반드시 10여 분 정도 하고, 그 다음 20~30분 본운동을 한다. 적합한 운동으로는 자전거 타기, 빨리 걷기, 계단 오르기 등이 있다.

하지만 운동은 무엇보다 재미있어야 하고 스스로 좋아하는 종목이어야 꾸준히 할 수 있으므로 혼자하는 것보다 친구들과 어울려 함께 하는 것이 좋다.

평일에는 하루 1시간, 주말은 2~4시간이라도 괜찮다. 운동은 얼마나 격렬하게 하느냐가 아니라 얼마나 꾸준하게 하느냐가 중요하다.

가능하면 학교에 갈 때 걸어가도록 하며, 엘리베이터나 에스컬레이터 대신 계단을 이용하기나 자동차 대신 자전거타기 등 실제 생활에서 활동을 증가시킬 수 있도록 이끌어 주어야 한다. 또한 잠자기 1시간 전에는 음식물을 섭취하지 않도록 하고, 식사 후에 바로 드러눕는 버릇을 고쳐야 한다.

TV 시청 시간은 비만에 비례한다고 할 정도로 컴퓨터 게임이나 TV시청을 즐기는 어린이들일수록 비만도가 높은 편이다. 따라서 하루 1~2시간 정도로 시청 시간을 제한하고 대신 방과 후에 야외 스포츠를 즐기도록 하는 것이 바람직하다.

Doctor's Clinic

절식 요령 - 이것을 줄여라

🍞 식사량을 3분의 1 줄인다
매끼 식사의 양을 줄이고 밥보다 반찬을 많이 먹는다.

🍞 식사 거르는 습관을 버린다
식사를 거르면 다음 식사 때 더 많이 먹기 쉽다. 특히 아침을 걸러 공복 시간이 길어지면 기초 대사율이 떨어져 같은 양을 먹어도 더 많은 열량이 생기기 쉽다. 따라서 규칙적인 식습관을 세우고 실천해야 한다.

🍞 고열량과 고지방식은 피한다
껍질째 먹는 닭고기, 갈비, 삼겹살, 소시지, 참치 통조림 등 고지방 단백질은 가급적 먹지 않는다.

닭튀김, 탕수육 등 튀김류와 햄버거류의 패스트푸드식품도 피해야 할 식품에 해당한다.

대신 살코기(등심, 안심), 껍질 벗긴 닭고기, 생선구이나, 조림 등 저지방 어류나 육류로 보충한다. 튀김보다는 구이나 찜, 조림으로 먹는다.

🍞 야식과 간식을 끊는다
밤에는 대사 기능이 떨어지고 곧바로 자기 때문에 섭취한 음식이 쉽게 체내에 저장된다.

또한 깊은 수면에도 방해가 될 수 있다.

🍞 고기는 1~2주에 한 번만 먹는다
고기나 기름진 음식을 아예 끊기는 어렵다. 일주일에 한 번, 한 달에 3번씩만 육식을 하는 것을 목표를 정한다. 또한 고기를 먹을 때 야채와 함께 먹는 것이 좋다.

Doctor's clinic

절식 요령 – 이렇게 실천하라

🍙 과식할 자리를 피하라

과식하기 쉬운 외식, 회식, 술자리에 참석해 자학하지 말고 처음부터 과식할 자리를 피하는 것이 좋다. 한번 과식했다면 자포자기하지 말고 다음날부터 해독한다는 마음가짐으로 대처한다.

🍙 식사 일기를 작성하라

자신을 속이지 말고 솔직하고 자세하게 먹은 대로 쓴다. 하찮은 군것질이라도 빼놓지 않는다. 매일매일 먹는 분량과 음식의 열량을 주의해서 적는 습관을 길러 먹지 않아도 되는 식품을 하나씩 줄여나간다.

🍙 내 그릇을 가져라

밥공기는 평소 먹던 것보다 조금 작은 것으로 고른다. 양을 줄일 수 있을 뿐 아니라 조금 먹는다는 박탈감도 없앨 수 있다. 가족이 함께 식사할 때도 개인 접시를 따로 써서 자신이 먹는 양을 눈으로 보며 통제한다.

🍙 열량을 계산하라

고열량, 고지방식이 무엇인지 익혀 두는 것은 기본이다. 식품을 살 때 표시된 열량을 확인하는 습관을 들이며, 외식할 때도 어느 정도의 열량인지 가늠할 줄 알아야 한다.

🍙 조급증에서 벗어나라

조급증이나 죄책감은 절식의 큰 장애다. 남은 음식은 다 먹어야 한다는 의무감, 음식을 버릴 때 느끼는 죄책감, 살이 빠지지 않는다는 생각에 드는 조급증, 한 번 과식한 뒤 자포자기하려는 마음을 조절할 줄 알아야 한다. 먹고 싶은 유혹을 참은 만큼 날씬하고 건강해졌다고 생각하면 훨씬 위안이 될 것이다.

Chapter 5

지방 흡입술과 웰빙 요법

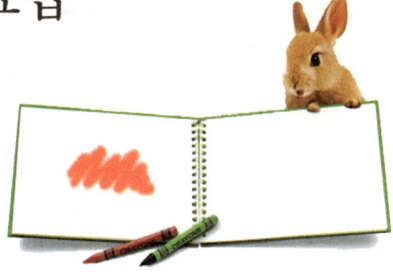

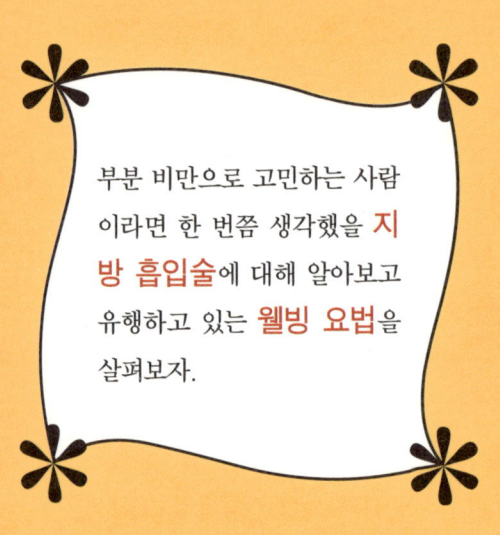

부분 비만으로 고민하는 사람이라면 한 번쯤 생각했을 **지방 흡입술**에 대해 알아보고 유행하고 있는 **웰빙 요법**을 살펴보자.

1. 지방 흡입술이란?

젊은 여성들은 대개 날씬한 정도를 아름다운 몸매의 기준으로 삼지만, 아름다운 몸매는 구체적으로 말해 신체의 각 부위가 조화를 이뤄 균형 잡힌 체형을 의미한다. 이것은 몸의 곡선이 자연스럽게 연결돼 나름대로 어울려야 한다는 뜻이다.

아름다운 체형을 가꾸려면 적절한 운동과 다이어트, 올바른 생활 습관 등이 중요하다는 것은 익히 알려진 사실이다. 그러나 개인마다 타고난 체형이 달라서 아랫배나 허벅지, 종아리, 팔 등 특정 부위에 지방이 축적된 경우, 즉 부분 비만일 경우에는 운동이나 다이어트만으로는 효과를 보기 쉽지 않다.

이런 부분 비만을 해소하려면 지방 흡입술을 권장할 수 있으며, 중년 이후 비만인 사람에게는 주로 배, 옆구리, 턱 등에 시행한다.

지방 흡입술은 지방 세포의 숫자를 인위적으로 줄이는 수술을 말한다. 우리 몸의 어느 부위라도 시술이 가능하지만, 다이어트나 운동으로 살이 빠지지 않는 아랫배, 엉덩이, 허벅지, 팔뚝 등에 축적돼 있는 지방 제거에 도움이 된다.

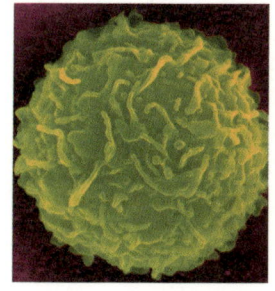

지방 세포에 축적되는 지방의 양을 조절해야 비만을 방지할 수 있다.

지방 흡입술은 살을 빼는 것보다 체형을 잡아주는 것을 주된 목적으로 하는 수술법이다. 이런 취지에도 불구하고, 지방 흡입술은 일반인들에게 단시간에 뱃살을 빼는 시술로 널리 인식되어 온 것이 사실이다.

한 번의 지방 흡입술을 통해 제거할 수 있는 지방의 양은 보통 1,500~3,000cc에서 최대 5,000cc 정도로, 몸무게로 치면 2~3kg 정도에 지나지 않는다. 또 피하 지방만 제거할 수 있으며, 생활 습관병의 원인이 되는 내장 지방 해소에는 도움이 되지 않는다.

현재 흔히 사용되는 지방 흡입기는 초음파로 지방을 분해한 후 저주파 흡입관으로 지방을 빼내는 것인데, 지방 흡입술 후에 피부가 울퉁불퉁하지 않고 매끄러운 피부를 유지할 수 있는 장점이 있다. 하지만 가끔 치명적인 부작용이 뒤따를 수 있으므로 반드시 의사와 상의한 후에 수술하는 것이 바람직하다. 아울러 수술 후에 마음을 놓고 음식을 많이 먹거나 운동을 소홀히 하면 수술로 분해한 지방 세포에 다시 영양이 공급되어 지방이 증가할 수 있으므로 주의해야 한다.

과거에는 지방이 축적된 부위를 절개한 뒤 칼로 직접 절제하는 치료를 했으나, 출혈과 흉터가 남는 단점 때문에 널리 시술되지 못했다.

진공으로 지방을 빨아들이며 흡입관에 달린 날카로운 칼로 긁어내는 방법도 있다. 지방 조직을 빨아들여 제거하는 과정에서 작은 혈관이나 신경 조직도 같이 잘려나가 피가 많이 나고 통증이 심하다. 최근에는 초음파기기를 이용해 지방을 제거하는 치료법이 인기를 얻고 있다.

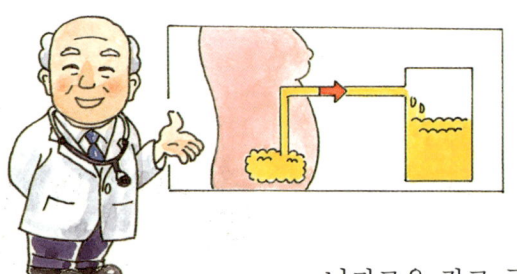

지방 흡입술은 지방 세포의 수를 인위적으로 줄이는 것으로 유럽에서 처음으로 시도되었다.

원인 분석이 무엇보다도 중요

복부 비만 등은 비만의 주원인이 지방이지만, 종아리는 지방뿐 아니라 근육이 발달해 굵어진 경우도 적지 않다. 따라서 종아리 퇴축술은 원인에 따라 크게 지방 흡입술과 근육을 줄이는 신경 차단술 또는 근육 절제술로 나눌 수 있다.

대개 종아리 부위는 지방층 두께가 1cm 이하여서 지방 흡입술로 약 5mm 가량을 절제해도 상당 부분이 그대로 남으므로 환자의 만족도는 높지 않다. 다만 지방층이 손으로 잡아도 1cm 이상으로 특히 두꺼운 사람은 효과를 기대할 수 있다.

발달한 근육을 떼어내는 근육 수술은 까다롭고 위험할 수 있다. 신경 절단술은 오금 부위를 2~3cm 절개한 뒤 내측 장딴지 근육으로 가는 신경을 절단하는 방법이다.

신경 절단술을 한 뒤 3개월쯤 지나면 장딴지 근육이 위축되어 가늘게 되는 원리를 이용한 것이다. 종아리 내측 근육이 위축되므로, 종아리 바깥쪽이 튀어나온 사람들은 별 효과가 없다.

근육 절제술은 오금부 내외 양쪽에 1.5cm쯤 절개한 후 근육을 덜어 내는 방법이다. 근육 절단술은 외과적으로 근육을 떼어내기 때문에 회복 기간이 오래 걸리지만 효과는 더 좋은 것으로 보고되고 있다. 근육 수술을 한 뒤에는 탄력 붕대로 5일쯤 압박한 후 특수 양말을 신고 움직여야 한다.

지방 흡입술의 효과

지방 흡입술은 체중 감량보다 체형의 곡선미를 가꾸는 데 더 큰 효과가 있다. 앞에서도 언급했듯이 미국 성형외과 학회의 연구 결과에 따르면, 지방 흡입술 한 번으로 최대 빼낼 수 있는 피하 지방의 양은 5,000cc로, 체중으로 치면 2~3kg 정도이다.

그러나 출혈로 인해 실제 한 번에 2,000~2,500cc 이상의 지방을 흡입하기 어렵고, 수혈이 필요할 경우도 있다. 드물지만 지방 색전증이란 치명적인 합병증이 생기면 대부분의 환자가 사망에 이를 수 있다.

최근에는 초음파 지방 흡입술과 자동 지방 흡입술이 주로 쓰인다. 기존에는 강력한 음압을 이용해 억지로 지방을 빨아 낸 반면, 초음파 지방 흡입기는 지방 세포만 제거하고 주변 조직에는 손상을 주지 않는데, 그 원리는 다음과 같다.

지방 세포는 마치 물이 들어 있는 풍선처럼 액체 상태의 지방 성분으로 채워져 있다. 초음파를 이용해 지방 세포에 강한 진동을 주면 세포가 터져 지방이 흘러나온다. 초음파 지방 흡입술은 이렇게 흘러나온 지방만 선택적으로 흡입하기 때문에 출혈이 거의 없고 부작용이 적다. 또 지방이 많은 부위와 그 주변까지 균일하게 녹여내므로 피부가 울퉁불퉁해지는 부작용도 생기지 않는다. 기존의 지방 흡입술로는 좋은 효과를 얻기 어려웠던 허리와 엉덩이, 허벅지 뒤쪽과 같이 단단한 지방 조직도 쉽게 제거할 수 있다.

수술법은 먼저 1cm 정도 피부 절개를 한 후 지방층에 구경이 작은 초음파 봉을 삽입하여 지방을 녹인 후 흡입기로 빨아낸다. 따라서 이때 흡입기로 제거하기 힘든 상복부와 배꼽 부위는 물론, 표피 가까이에 분포한 지방까지도 제거가 가능하다.

자동 지방 흡입술은 일단 지방층 안으로 저장성 용액과 혼합된 팽윤 마취제를 넣은 후 몸 밖에서 초음파기로 지방을 녹인 후 저주파 흡입관으로 지방을 빼내는 것이다.

이 시술법은 피부 표피층 가까이에 있는 지방도 제거할 수 있어 수술 후 피부의 탄력을 높일 수 있다. 즉 체내 초음파는 지방 세포(포도송이)를 터트린다고 한다면, 체외 초음파는 포도를 털어 포도 알갱이가 떨어지게 하는 것과 같은 원리다.

수술 후에 2~3일 정도 안정을 취해야 하고, 일시적인 피부 굴곡과 부기를 바로 잡아주려면 꽉 죄는 맞춤식 압박복을 착용해야 한다. 비만으로 피부가 많이 늘어난 환자는 지방 흡입술 후 복부 성형 수술을 같이 받아야 한다. 팔뚝 등 수술 부위가 작을 경우에는 국소 마취, 아랫배 등 수술 부위가 넓을 때는 전신 마취 후 시술한다. 보통 수술 시간은 30분에서 3시간 정도가 걸린다.

수술의 부작용은 오랫동안 초음파에 노출될 경우, 수술 부위에 체액이 고이는 장액종을 유발할 수도 있다. 특히 가장 위험한 부작용은 시술 중에 손상된 혈관으로 섞여 들어간 지방이 정맥을 타고 폐로 들어가서 폐의 혈액 순환을 차단하는 지방 색전증을 들 수 있다. 이런 증상은 대개 수술 후 72시간 이내에 발생한다. 그러나 지방 색전증은 수술 이전에 링거액 등으로 수액을 충분히 공급하고, 수술 후에 걷는 연습을 부지런히 하면 예방이 가능하다. 이 수술로 인한 사망률은 대개 10만 명 중에 1명에 해당한다.

Doctor's clinic

성형은 균형 의학이다

성형 의학은 균형 의학이다. 얼굴이 크면 아무리 눈이 커도 그리 커 보이지 않는다. 그러나 반대로 눈이 그리 크지 않더라도 얼굴이 작으면 눈이 매우 커 보인다. 눈과 코의 생김은 얼굴의 다른 부분들과 어떻게 균형을 이루고 있는지에 따라서 결정된다.

그러므로 성형외과 전문의는 환자의 요구와 함께 다른 부분과의 균형을 생각하면서 수술해야 한다. 즉 누구나 그 사람의 눈을 보고 크다고 생각한다면 성공이다.

몸의 선도 얼굴과 마찬가지다. 지방이 붙은 부분을 지방 흡입해서 날씬하게 만드는 것이 성형을 하는 목적이라고 생각하는 의사가 있다면 성형외과 의로 자격 미달이다.

지방 흡입술은 그 사람의 체형에 맞도록 지방을 빼고, 좌우의 대칭을 생각하며 흡입과 주입을 병행해야 하는 수술이다.

2. 지방 흡입술은 다이어트와 다르다

수술 후 다시 살찌지 않는다

지방 세포의 수는 10대인 사춘기 무렵에 결정된다. 그 후 만약 다이어트를 통해 살이 빠졌다고 한다면 그것은 지방 세포가 감소한 것이 아니라 지방 세포의 하나하나가 작아졌기 때문이며, 지방 세포의 수는 변함이 없다.

그러므로 다이어트로는 모처럼 살을 뺐더라도 조금만 방심하면 다시 원래대로 돌아가는 요요 현상이 있다. 그것은 작아진 지방 세포가 다시 커져 버리기 때문에 일어나는 현상이다.

하지만 지방 흡입술은 지방을 빨아내는 수술이므로 당연히 지방 세포의 수가 감소한다. 지방을 흡수한 부분은 지방 세포 자체가 없어져 버리는 셈이어서 다이어트처럼 요요 현상이 일어나지 않는다. 즉 수술을 해서 지방이 줄어든 부분은 그 후 다시는 뚱뚱해지지 않는다.

또 지방을 제거해서 몸매가 부드러워지면 더 날씬해지려는 기분이 생겨서 식사에 신경 쓰거나 운동을 하게 된다. 그 결과 수술 직후보다 더 날씬해지고 아름다운 몸매를 갖는 사람들도 있다.

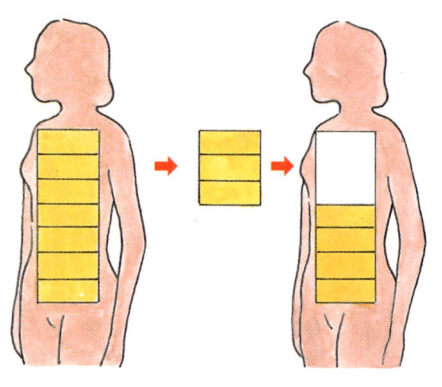

지방 흡입술은 지방의 양을 줄이는 수술법이다.

살을 빼고 싶은 부분만 뺀다

지방 흡입술이 다이어트와 결정적으로 다른 점이 있다. 그것은 지방 흡입으로는 살을 빼고 싶은 부분만 목표를 정해서 뺄 수 있다는 점이다. 다이어트를 경험한 사람은 잘 알겠지만, 과격한 다이어트일수록 살을 빼고 싶지 않은 부분부터 살이 빠지며, 진짜 살을 빼고 싶은 부분은 마르지 않을 때가 많다. 급격한 다이어트로 살을 뺀 사람은 어딘가 빈약하고 건강하지 못한 체형으로 보이는 것은 바로 그런 이유에서다.

지방 흡입술은 체중을 줄이는 것만이 목적이 아니다. 살을 빼고 싶은 부분은 빼 주고 마음에 들어하는 부분은 그냥 둘 때 자신이 이상적으로 생각하는 몸매에 가장 가깝다.

지방을 흡입할 수 있는 부분은 얼굴, 팔, 등, 허리, 배, 엉덩이, 넓적다리, 종아리, 발목에 이르기까지 전신에 미친다. 즉 이 수술법은 끌을 사용해서 이상적인 체형을 만드는 조각과 같은 작업이라고 생각하면 된다.

* 지방 흡입술을 시술할 수 있는 신체 부위 *

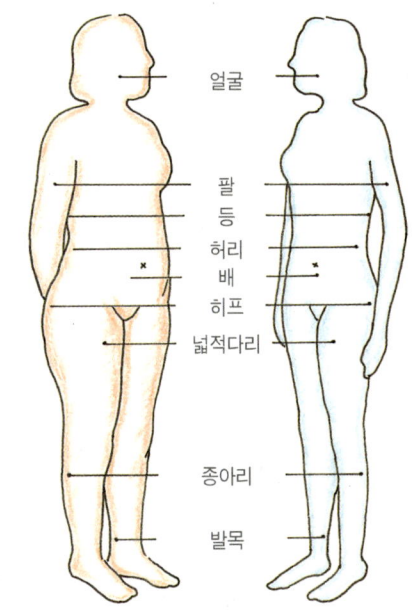

그러므로 의사는 단순히 지방을 관으로 빨아내는 것이 아니고 어떤 부분을 어느 정도 흡입해야 보다 멋진 체형이 될 수 있을지 판단하지 않으면 안 된다.

다만 이 수술을 할 때 전제 조건이 필요하다. 그것은 이 수술에 의해 지방이 줄었을 때, 일단은 피부가 처지더라도 그 후 피부에 원래 상태로 돌아갈 수 있는 탄력성이 있는가 하는 문제이다.

피부에 이러한 탄력성이 있는 것은 대략 40세 정도까지이므로 수술에 가장 적합한 연령도 20~40세 정도라 하겠다. 다만, 한국인의 피부는 서양인에 비하면 튼튼하고 탄력성이 있으며 중증의 지방 침착도 적으므로 서양인보다 지방 흡입 후, 피부가 원래 상태로 돌아가기 쉽다. 그러므로 40세를 지나서도 비교적 지방 침착 정도가 가볍다면 수술도 가능하다.

지방 흡입 후에 아무래도 피부 늘어짐을 피할 수 없는 경우는 종래대로 늘어진 피부를 절제하고 다시 봉합하는 수술을 병용해 종합적인 효과를 얻을 수 있다.

흡입 상처가 보이지 않는다

일반적으로 행해지고 있는 지방 흡입술은 끝이 둥글고 그 옆에 작은 구멍이 있는 가느다란 관으로 부드럽게 피하 지방 조직을 파괴하면서 동시에 파괴된 지방을 강력한 흡입기로 빨아내어 제거하는 방법이다. 즉 주사기나 청소기의 원리와 마찬가지다.

수술은 눈에 띄지 않는 부분의 피부에 3~5mm의 구멍을 뚫고, 거기에 가느다란 흡입관을 삽입, 그 관을 앞뒤로 움직이며 피하 지방을 파괴한다. 그리고 파괴되어 부드러운 상태의 지방을 흡입기

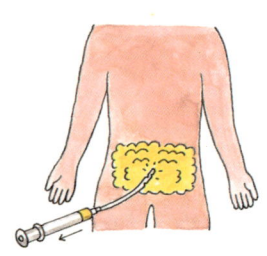

* 관을 사용한 지방 흡입 시술법 *

로 빨아내는 것이다.

이 경우 흡입관을 움직이는 방법은 전후 운동만으로, 여분의 피하 지방을 떼어내듯이 흡입한다. 이렇게 하면 커다란 혈관을 다치는 일도 없고, 출혈도 비교적 적기 때문에 근육과 피부 사이의 혈액 순환도 그대로 유지된다.

마사지로 빠른 회복이 가능하다

통상적으로 국부 마취를 선택하는 지방 흡입술은 수술을 마친 다음 2~3시간 쉬었다가 귀가할 수 있다. 그 후 약 1주일은 약간의 출혈이나 부종을 방지하기 위해 압박 붕대를 한다. 이 기간은 동작이 다소 제한되지만 생활에 별로 지장은 없다.

지방 흡입을 한 부분은, 피부 표면에는 상처가 없다 하더라도 피하의 모세 혈관이나 말초 신경 가지의 일부가 아무래도 잘리므로 수술 후에는 피부 지각이 다소 둔해지는데, 이것은 2~3개월이면 자연히 원래대로 돌아간다.

또 그 동안 피하의 상처가 낫게 되는 과정에서 반흔이 생기거나 피하에 남은 지방 덩어리나 작은 혈종에 의해 일부에 응어리가 생기는 수가 있다. 이것도 2~3개월이면 자연히 사라지는데, 마사지 등 수술 후의 처치를 하면 응어리를 빨리 제거할 수 있다.

시술 후 압박복을 착용해야

많은 여성들이 우려하는 것 가운데 하나가 수술 후에 몸에 남는 수술 자국이다. 하지만 지방 흡입관을 삽입하기 위해 절제하는 부위는 4~7mm에 불과하다. 겨드랑이, 엉덩이 밑 주름살, 사타구니 등을 절제하므로 수술 자국이 눈에 띄지 않는다.

초음파 지방 흡입술은 출혈과 통증이 거의 없고 회복이 빨라 지방을 대량으로 흡입한 특별한 경우가 아니라면 수술 2~3일 후부터 세수나 샤워 같은 일상생활이 가능하다.

시술 직후부터 수술 부위를 고르게 눌러주는 압박복을 평균 2개월 정도 착용해야 한다. 압박복은 지방이 빠져나간 부위에 공간이 생기는 것을 막아 주며 부기를 억제한다.

통기성이 좋고 얇으면서 탄력이 뛰어난 재질이며 여성용 스타킹을 두세 장 겹친 것이 좋다. 체형 보정용 거들에 비해 훨씬 얇고 부드럽기 때문에 불편하지 않다.

수술 후 지방이 고르게 분포되고 부기가 가라앉도록 마사지 등 체계적인 관리를 하는 것도 중요하다. 대개 혈액이나 림프액의 순환이 좋은 복부나 엉덩이, 허벅지 등 몸통에 가까운 부위는 필요가 없지만, 팔이나 허벅지에서 다량의 지방을 흡입했거나 종아리와 같이 순환이 좋지 않고 부기가 잘 빠지지 않는 부위는 적극적인 관리가 필요하다.

✱ 지방 흡입술을 시술받은 후 체계적 관리가 필요 ✱

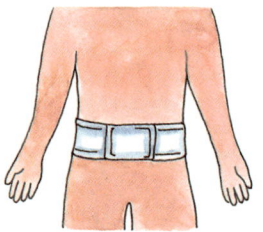

약 1주일 간 압박 붕대를 착용한다.

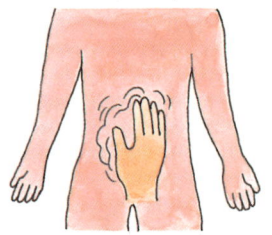

2~3개월 간 마사지를 한다.

3. 비만에 효과적인 웰빙 요법

레이저 지방 흡입술

2002년 FDA(미국식품의약국)의 승인을 받아 국내에 도입된 시술법이다. 흡입할 부위에 레이저를 쏘아 파괴된 지방 세포가 스스로 기름을 방출하도록 하는 원리를 이용했다. 지방 세포의 생리적 기능의 변화를 유도하는 방법으로 흘러나온 기름은 흡입관으로 빼내고, 남은 기름은 혈액으로 빠져나가 신진대사를 돕는 열량으로 소비하게 만든다.

이 시술법은 수술로 발생되는 통증이나 부기, 멍이 적으며 회복기가 짧다는 장점이 있다. 초음파 지방 흡입술의 대표적인 부작용이었던 화상이나 괴사 등이 나타날 확률도 적은 편이다.

메조테라피

지방 분해 효과가 있는 여러 가지 약물을 피하 지방에 직접 주사해 지방의 분해를 촉진하는 방법이다. 피부 밑의 중배엽(메조덤)에 주사하므로 메조테라피라고 한다.

극소량의 약물을 주사하며 아주 서서히 작용하므로 한 번 시술로 1주일 정도 효과가 지속된다. 지방이 뭉쳐서 생긴 조직 셀룰라이트(cellulite)가 있는 부위의 혈액 순환을 원활하게 만든다.

지방 분해를 촉진하려면 정확한 지점에 약물을 투여하는 것이 중요하다. 의사의 경험이 부족한 경우 피부 착색이나 주사를 맞을 때 통증, 피부 감염 등이 나타날 수 있다. 또한 이전부터 유럽에서 시술되어 왔으나 시술 효능이나 안전성이 공인되지 않은 것이 단점이다. 메조테라피는 부분 비만을 치료하는 치료법으로 비만을 종합적으로 치료할 수 없다.

엔더몰로지와 마사지 요법

수술이나 주사를 이용한 시술을 기피하는 경우라면 엔더몰로지 요법이나 아로마오일 마사지를 받아 보자. 엔더몰로지 요법은 각 지방의 연결 고리를 끊어 지방 입자를 분해하는 방법으로 외부적으로 피부를 마사지해서 치료하는 것이다. 흔히 말하는 튼살이나 복부, 허벅지, 팔뚝 등 부분 비만에 효과가 있다.

비만 환자(체질량 지수 25 이상)나 과체중(체질량 지수 23 이상)이면서 위험 인자가 있는 경우, 복부 비만이나 체지방률이 30%가 넘는 경우, 비만 체형이 아니더라도 지방 섬유가 과도하게 축적되어 치료가 필요한 사람에게 주로 시행한다.

아로마오일 마사지는 산후 복부 비만에 효과적이다. 지방을 제거하는 효과가 있는 그레이프 플루츠, 주니퍼, 페넬, 사이프로스 등을 잘 섞어 마사지하면 피하의 셀룰라이트나 복부의 늘어진 부분을 제거하고 피부에 탄력을 준다.

성장 호르몬 요법

노화로 성장 호르몬 분비가 줄어들면 전신에 퍼져 있던 지방이 복부로 몰린다. 바로 이런 경우에 성장 호르몬을 보충하면 내장 지방을 줄이고 근육을 늘리는 효과가 있다.

성장 호르몬을 직접 피하에 주사하거나 혀 밑에 스프레이로 분사해 성장 호르몬 분비를 촉진하는 방법도 있다. 그러나 성장 호르몬

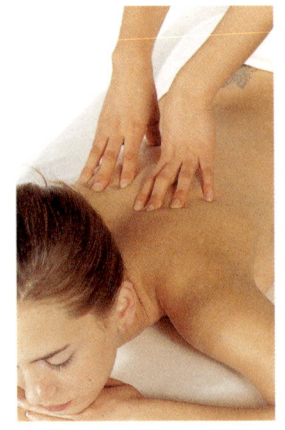

마사지는 혈액 순환을 촉진하며 피부 탄력을 증진하게 만들어 비만한 사람에게 큰 효과가 있다.

만으로 비만을 치료할 수 없다. 호르몬 투여는 단지 보조 수단임을 명심하고, 성장 호르몬 투여와 함께 반드시 운동을 병행해야 다이어트 효과가 있다.

웰빙 머드 스파 요법

요즘 온천이라는 말보다 외래어인 사우나 스파라는 단어가 귀에 더 익숙하다. 스파(SPA)는 원래 벨기에의 유명한 온천 지역의 지명에서 유래되었다고도 한다. 또한 건강을 위한 물(Sante Per Aqua)이란 뜻을 가진 라틴어의 앞 글자를 결합하여 스파(SPA)라고 부르는데, 물을 이용한 건강 관리를 통틀어 스파(SPA)라고 일컫기도 한다.

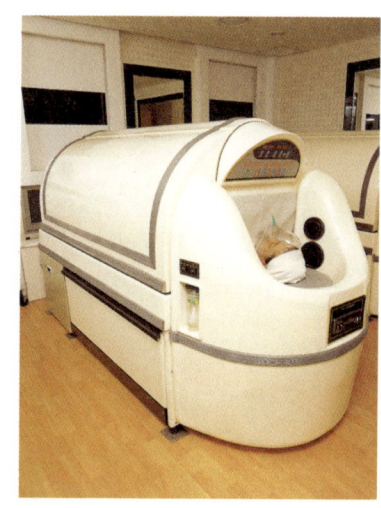

웰빙 머드 스파기기

본래는 온천이나 고급 휴양지, 사우나를 갖춘 운동 시설을 뜻했으나, 현재는 물을 이용한 시설이란 넓은 의미로 사용되고 있다. 스파가 활성화된 유럽에서는 예전부터 스파가 물의 열과 부력, 마사지 효과를 이용해 몸과 마음의 스트레스를 풀어 주어 심신의 평온을 찾고 질병의 예방과 신체 상태를 조절하는 방법으로 널리 인식하고 있다.

웰빙 열풍으로 건강에 좋다는 반신욕이 크게 유행하고 있는데,

스파 또한 이런 유행 조류를 타고 많이 퍼지고 있는 웰빙 건강 요법이다.

그 중에서 우리 몸을 날씬하고 건강하게 만드는 웰빙 머드 스파는 블랙 머드를 바르고 스파 캡슐에 들어가 온열 기능에 따른 사우나 효과와 원적외선과 음이온 및 산소 발생과 스파 기능을 모두 갖춘 스파 시스템으로 웰빙 머드 스파를 하면 몸에 바른 천연 블랙 머드가 함유하고 있는 각종 천연 유기질이 몸으로 침투한다.

따라서 피로로 지친 신체에 천연 영양분과 미네랄을 깊숙하게 흡수시켜 신체에 생기를 불어넣는 효과가 있다. 온열 시스템과 원적외선 발생 기능 때문에 신진 대사가 활성화되어 혈액 순환과 체내 독소를 림프를 통해 체외로 배출하는 일련의 과정을 촉진한다.

이러한 과정을 통해 강력한 스파의 힘으로 에너지가 신체 각 부위에 직접 전달되면서 셀룰라이트를 분해한다. 웰빙 머드 스파의 효과는 여러 가지가 있지만 가장 대표적인 것이 바로 셀룰라이트 감소에 따른 비만 치료 효과다.

스파는 비만 관리에 효과적인 요법이다. 특히 웰빙 머드 스파는 한 번으로 1~3kg의 체중을 감량할 수 있다. 30분 전후의 스파는 1km를 달리는 것과 비슷한 에너지가 소모되므로 스파를 규칙적으로 하면 감량 효과가 크다. 또한 체중을 빼기 원하는 부분에 블랙 머드를 더 도포하여 스파를 즐기면 훨씬 효과를 높일 수 있다.

30대 이후의 중년 여성들이 쉽게 호소하는 몸이 붓는 부종을 방지하기도 하며 비만으로 생길 수 있는 근육을 이완하도록 만들고 스파에서 발생하는 열의 작용으로 근육 통증과 어깨 결림, 무릎 관절염 등에도 효과가 좋다.

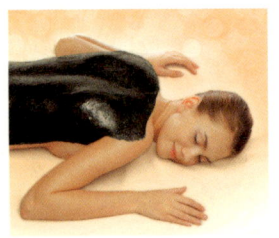

웰빙 머드 스파는 피부와 비만 관리에 탁월한 효과가 있다.

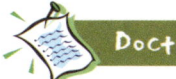 Doctor's clinic

블랙 머드의 유래

고대 이집트 클레오파트라가 사해 머드를 미용 재료로 즐겨 사용했으며 이 때부터 머드가 미용과 민간 치료 요법 등 여러 방면에서 널리 쓰였다고 기록된다.

머드에서 추출되는 각종 미네랄과 게르마늄, 원적외선 등이 인체에 이롭게 작용하여, 피부 미용과 피부 질환 치료에 그 효능이 뛰어나다. 또한 비만 관리 등에 좋은 효과를 나타내고 있어 그 활용이 점차 더 늘고 있다.

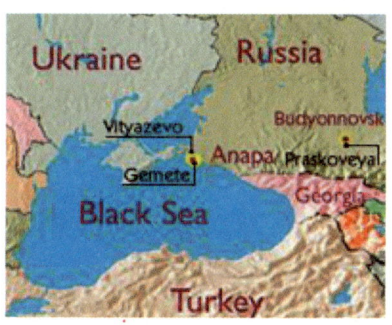

머드 중에서도 블랙 머드는 오랜 세월 동안 흑해의 심해 속에서 각종 유기물과 유황이 퇴적 및 숙성하여 만들어졌으며 흑해의 일부 청정 지역에 분포한다.

각종 미네랄 성분이 다량 함유된 블랙 머드는 피부 질환, 뼈와 근육 계통 질환 및 비뇨기 질환 치료에 사용되고 있다.

15세기 무렵 전쟁터에서 부상당한 병사와 말들이 우연히 블랙 머드를 접하고 상처가 치료되는 경험을 하면서 블랙 머드가 치료제 개념의 흙으로 널리 인식되기 시작했다.

살균 효과, 병 증세에 대한 원초적인 찜질 효과, 몸속의 알칼리성 균형 유지, 각종 호르몬의 분비를 자극, 신경 자극 전달, 근육의 신축 작용 등에 효과가 뛰어나다.

Chapter 6

살을 빼면 다른 질병도 사라진다

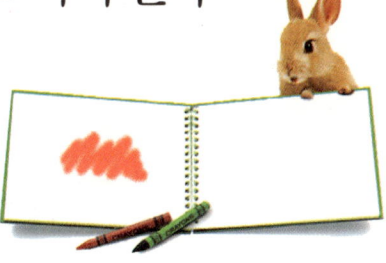

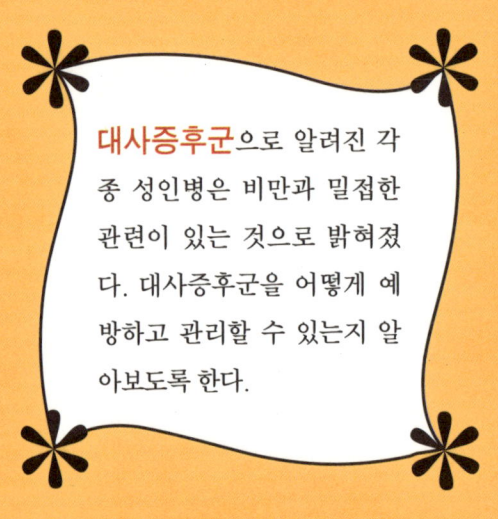

대사증후군으로 알려진 각종 성인병은 비만과 밀접한 관련이 있는 것으로 밝혀졌다. 대사증후군을 어떻게 예방하고 관리할 수 있는지 알아보도록 한다.

1. 대사증후군의 정체

 살을 빼려는 다양한 방법들이 시도고 있되고 있지만 정작 바람대로 살을 빼지 못하고 여전히 비만으로 고민하는 사람들이 많다.

 비만으로 고통을 받는 사람들이 무척 많지만, 그렇다고 단기간에 완벽한 몸매를 만든다는 것도 매우 어렵다. 그런 탓에 비만과의 전쟁이란 표현을 쓰면서 살빼기 장기전에 돌입하는 경우가 비일비재하다.

 2003년 3월 중순 지중해 연안 모나코에서 열린 국제 비만 연구학회(LASO) 학술 회의의 표어는 '비만과의 전쟁을 체스 경기처럼 하자'였다. 체스에서 승리하기 위해 말(馬)을 적재적소에 놓는 것처럼 비만과 대결도 적절한 전략과 무기를 쓴다면 얼마든지 이길 수 있다는 뜻을 담고 있는 표어다.

 당시 학술 회의는 세계 44개국에서 모인 비만 전문가 800여 명이 가장 주목한 단어는 각종 성인병의 원인인 대사증후군이었다.

 전문가들은 적절한 대비책을 세워 비만의 쳇바퀴에서 벗어나면 대사증후군과 같은 성인병의 굴레에서도 벗어난다는 사실에 대해서 공감했다.

 대사증후군(Metabolic Syndrome)은 한때 X증후군이라는 명칭으로 세상에 알려졌다. 1990년대 과학자들은 비만과 당뇨병, 고혈압, 동맥 경화증, 중풍, 심장병 등이 서로 밀접한 관계가 있다는 점을 역학 조사로 알게 됐다.

 하지만 그 이유를 정확히 몰라 X증후군이라고 불렀다. 그 모임에서 X증후군의 이름이 대사증후군, 인슐린증후군으로 바꾸어야 한다는 데에 대부분의 학자들이 동의했다.

뱃속이 기름으로 차면 간에 혈액이 드나드는 들문(문맥)에도 지방이 쌓여 평상시 간의 에너지원으로 저장되어야 할 포도당이 간에 충분히 들어가지 못한다. 또 핏속에 지방산이 늘어 포도당이 근육에 저장되는 것을 방해한다.

이자는 넘치는 포도당을 처리하려고 불량 인슐린을 쏟아내기도 한다. 거기다가 넘치는 포도당은 이자에 독성 작용을 해서 정교한 인슐린을 제조하는 공정을 방해한다. 이 때문에 당뇨병 초기인 내당능 장애와 제2형 당뇨병 등으로 진행되기 쉽다.

설령 인슐린이 제대로 만들어진다고 해도 갑자기 인슐린이 쏟아져 나오면 근육 세포에서 인슐린과 짝을 이루는 수용체가 부족해 인슐린이 남게 되는데, 방황하는 인슐린은 콩팥의 염분 분해 작용을 방해한다.

또한, 혈액 속에서 피를 굳게 만드는 물질이 증가하고 혈관의 벽이 두꺼워져서 고혈압 등 각종 성인병이 나타난다.

체지방이 많으면 성인병에 걸리기 쉽다

체지방량이 많으면 성인병에 걸리기 쉽다는 것은 이제 알려진 사실이다.

일반적으로 체지방량은 남성 10~18%, 여성 20~25%가 정상이다. 그런데 남성은 25%, 여성은 30%를 넘으면 몸무게와 관계없이 반드시 체지방을 줄이는 노력해야 한다. 이를 방치하면 내장 지방이 인슐린 호르몬의 기능을 떨어뜨려 당뇨병, 고혈압, 심장 질환 등 각종 합병증을 유발할 수 있다.

체지방은 외모로 나타나는 것과 차이가 있다. 마른 사람일지라도 경우에 따라서 비만일 수 있다. 배만 불룩 나온 올챙이형 체형이 그 대표적인 경우다.

지방과 함께 근육도 많다면 다이어트와 운동을 통해 체지방을 차츰 줄이면 된다. 그러나 근육량이 부족한 반면 체지방이 많으면 운동과 함께 하루 세 끼를 모두 먹으면서 다이어트를 해야 하는데, 왜냐하면 기초 대사량이 떨어진 상태이므로 근육량이 부족한 사람의 경우 다이어트는 금물이다.

지방의 분포도 중요하다. 지방이 주로 어느 부위에 밀집되어 있는지에 따라 치료법이 달라진다. 팔 다리는 가늘지만 올챙이처럼 배만 불룩 나온 복부 비만이라면 혈압이나 콜레스테롤 수치가 높아 성인병에 걸리기 쉽다.

지방간이 될 확률은 정상인보다 9배, 고혈압에 걸릴 확률도 1.8배나 높다. 이런 사람은 체중만 줄일 것이 아니라 생활 습관을 바꿔야 한다.

반면 지방이 팔과 엉덩이에 주로 밀집되어 있다면 일반적인 다이어트보다 지방만 효과적으로 제거하는 것이 좋다. 굶으면 수분과 단백질이 먼저 빠져나가는 반면 지방은 거의 연소되지 않는다.

대사증후군이 의심되는 증상

당시 학술대회에서 영국 버밍엄대학교 하트랜드 병원 앤소니 바넷 교수는 "살을 빼면 대사증후군의 모든 증세를 개선할 수 있다"고 밝혔으며, 참가자들은 동양인은 서양인보다 살이 덜 쪄도 대사증후군이 나타날 가능성이 높아진다는 데에 의견을 같이 했다.

서양인은 몸무게(kg)를 키(m)의 제곱으로 나눈 체질량지수가 30 이상이면 비만이지만 동양인은 25 이상이면 비만에 해당한다. 특히 체질량지수와 상관없이 뱃속에 지방이 낀 내장 비만이어도 무조건 살빼기에 들어가야 한다.

한국인은 허리 둘레가 남성의 경우 36inch, 여성은 32inch가 넘으면 일단 대사증후군을 의심해야 하며 특히 아랫배보다 배꼽과 명치 사이가 불룩하거나 뱃살이 얇으면서도 불룩 튀어나온 경우 더 조심해야 한다.

2. 대사증후군, 그 대책은 무엇인가?

스페인의 트리스 푸 대학교 사비에르 포르미구에라 교수는 비만 환자를 치료할 때 가능하면 비만 전문의와 정신과 전문의, 영양사, 운동 전문가 등이 함께 참여해서 환자의 상황에 맞는 살빼기 처방을 하는 것이 좋다고 설명했다.

대부분의 비만한 사람들은 초기 체중을 5~10kg만 줄여도 심장병, 중풍 등 심각한 질환을 현저히 줄일 수 있다.

지금까지 살빼기를 장기적으로 실행할 때 나타나는 효과와 재발 상황을 연구하는 실험이 부족했지만 적극적이고 다각적 접근이 더 시급하다. 우선 비만인 사람은 식사량을 하루 500~1,000kcal를 줄여야 한다.

매일 30분 정도 걷는 등 가급적 부지런히 움직이는 것과 매주 2~4회 땀을 흘릴 정도로 달리기, 자전거 타기, 등산 등을 병행하는 것이 효과가 크다. 하루의 움직임을 점검하기 위해 만보계를 차고 걷는 양을 확인하는 것도 아주 효과적이다.

약물은 살을 더 찌거나 빠지게 만들 수도 있다. 호주 시드니 대학교 영양학과 이언 카터슨 교수는 "베타 차단제, 부신 호르몬제 등 일부 약은 비만의 원인이 되므로 이 약을 복용하는 사람은 의사와 그 약이 체중에 어떤 영향을 주는지 상의해야 한다"고 말했다.

반면 제니칼(xenical)과 리덕틸(reductil) 등의 약은 체중 감소에 도움이 된다. 카터슨 교수는 "다른 생활 습관을 수정한 것과 함께 제니칼을 복용한 사람은 한 가지만 한 사람보다 체중 감량과 성인병 예방 효과가 훨씬 뛰어났다"고 소개했다.

최근 4년 동안의 연구에서 생활 습관을 바꾸면서 제니칼을 복용한 사람은 생활 습관만 개선한 사람보다 2형 당뇨병의 발생이 37%나 적었다. 또 두 가지를 병행해서 다이어트를 실시한 경우 4년 뒤 53%가 체중을 5%를 줄인 상태를 유지했지만, 생활 습관만 바꾼 경우는 37%의 사람 중에서 5%만 감량된 몸무게를 유지하는 데 그쳤다.

3. 한국인에게 비만 치료제가 적합한가?

체질량 지수가 30이 넘는 비만 환자와 고혈압이나 당뇨병 등 질환을 앓고 있는 환자들에게 적극적인 살빼기 방법으로 약물 치료를 권할 수 있다.

비만 치료제는 제니칼 같은 영양소 흡수 차단제가 널리 처방되며, 에너지 섭취를 감소시키는 식욕 억제제, 에너지 소비를 증가하도록 만드는 열 대사 촉진제 등으로 크게 나뉜다.

한국 로슈가 시판하고 있는 제니칼은 우리나라 등 아시아권에서 인기를 누리고 있다. 하지만 제니칼이 한국인에게 과연 적합한 비만 치료제인지에 대해서 의구심이 남는 것이 현실이다.

지방 분해를 억제해서 영양소 흡수를 막고 총 섭취 열량을 줄여 체중을 줄여주는 약이라서 고지방식보다 탄수화물 섭취가 많은 한국인에게 효과가 적다는 것이다.

지방 섭취가 많은 30~40대 남성들에게 좋은 효과가 있으나 밥, 빵 등 탄수화물 과다섭취로 인한 50~60대 여성들에게는 뚜렷한 효과를 기대할 수 없었다는 결과도 의학계에 보고되었다.

복용 초기에 나타나는 기름기가 많은 변, 복부 팽만감, 방귀, 복통 등은 부작용이라고 거론할 수 없을 만큼 가벼운 증상이지만, 대인 관계가 활발한 직장인들에게 사실 부담스러운 증상이다.

제니칼은 중독성은 없지만 복용을 중단할 경우 다시 체중이 늘기 때문에 한번 복용하기 시작하면 끊기가 어렵다.

일종의 식욕 억제제로 미국 식품의약국(FDA)의 승인을 받은 다이어트 약 리덕틸은 독일 다국적 제약 회사인 크놀 사가 개발해서 국내에 수입되어 판매되고 있다.

리덕틸은 선택적으로 중추 신경계에서 노드 아드레날린 및 세로토닌의 재흡수를 억제하는 역할을 한다. 하지만 입 마름이나 변비, 불면증 등이 부작용으로 나타날 수 있다. 또한 복용시 혈압이 상승할 수 있으므로 뇌졸중이나 심장병이 있는 사람과 간이나 콩팥이 좋지 않은 사람은 주의해야 한다.

Doctor's clinic

균형적 식습관이 기본이다

🥖 잘못된 식생활

평소 지나치게 기름이나 지방이 많은 식품을 많이 조리하는 것은 다이어트를 어렵게 만드는 습관이다. 또한 설탕을 많이 먹는 것도 다이어트를 어렵게 하는 빼놓을 수 없는 원인이다. 또한 식품을 구입하는 형태도 비만을 부추기는 경향이 강하다. 슈퍼에서 대량으로 구입하는 인스턴트식품이 비만을 유발할 수 있다는 것이다.

이러한 잘못된 생활 습관을 하루 속히 고치는 것이 올바른 다이어트를 실행하는 기초이며, 비만을 예방하는 지름길임을 잊어서는 안 된다.

🥖 굶는 다이어트는 절대 금물

음식 섭취량을 갑자기 줄이면 우리 몸이 기초대사가 떨어뜨리면서 지방을 에너지원으로 비축하는 현상이 나타난다. 이 때문에 굶는 다이어트를 하면 우리 몸에 지방이 축적되면서 근육은 약화된다.

결국 당뇨병이나 고혈압 등에 나쁜 영향을 미치는 체지방은 그대로 남기 때문에 건강도 해치고 다이어트도 실패로 돌아간다.

🥖 원 푸드 다이어트는 건강의 적

포도 다이어트, 사과 다이어트 등 한 가지 음식만 먹으면서도 살이 빠진다고 믿는 사람들이 있다. 그러나 이러한 방법의 다이어트는 영양의 불균형을 초래해 건강에 좋지 않다. 특히 과일을 이용한 원 푸드 다이어트는 체지방과 무관하다고 생각하기 쉬우나 이것은 잘못된 생각이다. 과일을 먹는 것도 체지방을 줄이는 데 도움이 되지 않는다.

🥖 균형 잡힌 식습관과 운동

다이어트를 제대로 하려면 균형 잡힌 식습관과 적당한 운동이 가장 중요하다. 각종 영양소가 골고루 담긴 식사를 하되 하루 섭취 열량을 줄이도록 한다. 단백질은 고기 대신 두부, 콩 등으로 섭취하고 비타민은 나물과 야채로 섭취하면 전체 열량을 낮출 수 있다.

또한 매일 일정한 시간에 식사하는 습관을 들인다. 식후에는 바로 이를 닦고, 하루에 물을 8잔 이상 마시는 것도 좋다.

살을 빼면 다른 질병도 사라진다

Chapter 7

비만에 대한 Q & A

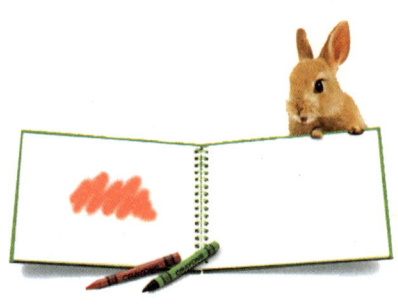

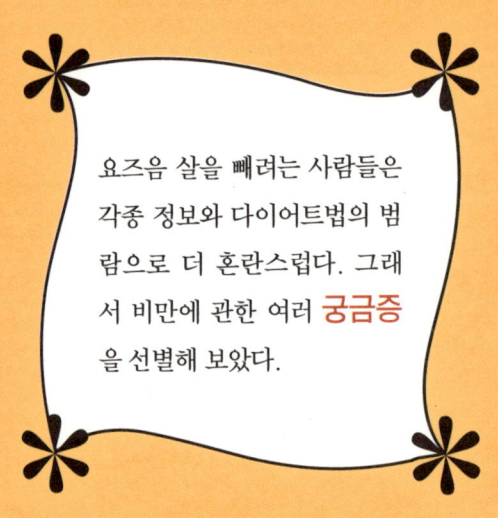

요즈음 살을 빼려는 사람들은 각종 정보와 다이어트법의 범람으로 더 혼란스럽다. 그래서 비만에 관한 여러 **궁금증**을 선별해 보았다.

1. 복부 비만

Q．30대 직장 여성입니다. 몇 년 전까지만 해도 배가 나오지 않았는데 갑자기 배가 나오기 시작해 보기 민망할 정도입니다. 식사마다 덜 먹으려고 노력하며 운동도 하고 있지만 배는 잘 들어가지 않습니다.

이전에도 여러 차례 다이어트를 해봤습니다. 굶어서 7kg 정도 뺐는데, 5kg가 다시 늘었습니다. 현재 적어도 5kg를 다시 감량하고 싶습니다.

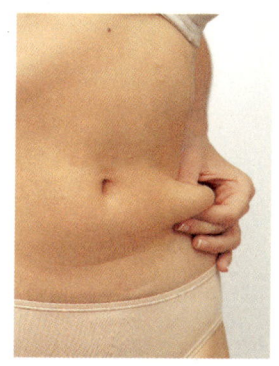

A．뱃살은 복강 안의 내장 사이사이에 지방이 축적된 경우와 복부의 피부 밑에 피하 지방이 축적되어 두꺼워진 경우 두 가지가 있습니다.

복부 비만이 생기는 이유는 현대인들의 풍부한 먹거리와 불규칙한 식습관, 신체 활동량 부족 때문입니다. 특히 끼니를 거르는 등의 불규칙한 식습관은 소화기와 복근을 지나치게 팽창시켜 심각한 복부 비만을 유발합니다. 뱃살을 빼려면 하루에 운동으로 250kcal 정도를 소모하는 것이 좋습니다.

그러나 불규칙한 식습관 보다 더 심각한 원인은 바로 식사량을 초과하는 과식하는 버릇입니다. 늘어난 위와 혈액 내의 영양소가 급격히 증가하는 것에 길들여진 뇌는 적당한 식사만으로는 포만감을 느끼지 못하고 과식을 할 때 비로소 포만감을 느끼게 되는 것입니다.

이미 다이어트를 해본 경험이 있어 잘 아시는 만큼 식이 제한과 요요 현상 없는 새로운 다이어트를 찾는 것이 인지상정이라고 생각됩니다.

하지만 섭취 열량을 줄이고 소비 열량을 늘이는 생활 습관의 개선이 다이어트의 기본이며, 신체 대사를 개선하고 부분 비만을 개선하는 치료가 병행될 때 체중 감량이 가능하다는 것을 명심해야 하겠습니다.

식이에 어려움이 있거나 기타 다이어트를 할 만한 생활 여건 조성이 어려운 분들도 있지만, 반면에 그 어려움을 다 극복하시고 다이어트에 성공하신 많은 분들이 있습니다.

Q 중년의 주부입니다. 나이가 드니 다른 부위보다 뱃살이 더 찌는데 이유가 무엇인지 궁금합니다.

A 스무 살 이후 성장 호르몬은 10년마다 14%씩 줄어든다고 합니다.

성장 호르몬은 근육량을 늘리는 역할을 하는 호르몬으로 신체의 지방 비율을 확정하는 중요한 역할을 하는 호르몬입니다.

여성 호르몬은 영양 섭취를 통해 몸속 곳곳에 지방을 골고루 보내는 역할을 담당하는데, 폐경 이후 중년 여성은 여성 호르몬의 분비가 이루어지지 않아서 배가 더 나올 수 있습니다.

2. 비만과 목욕 요법

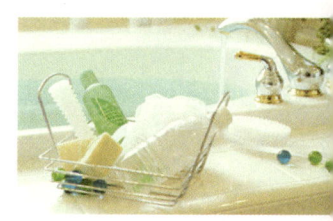

Q 소음인 부종에 반신욕이 좋다고 들어서 한 달 정도 꾸준히 집에서 반신욕을 했습니다. 원래 저는 운동을 해도 땀을 별로 흘리지 않는 체질입니다.

그러나 반신욕을 한 이후에 땀을 너무 흘려서 운동하기가 힘들 정도입니다. 평소에는 안 그런데, 운동하는 도중 땀이 많이 납니다. 좋은 현상인지 모르겠습니다. 또 소음인의 부종에 반신욕이 좋은지 궁금합니다.

A 반신욕은 하체의 혈액 순환이 안 되는 분들의 몸을 따뜻하게 해 줍니다. 반신욕은 혈관 확장을 유도해 순환을 원활하게 하는데 도움이 되지만, 혈압이 낮거나 많이 피곤한 상태에서 반신욕을 오랜 시간 하면 현기증 등의 증상이 나타날 수 있으므로 적당한 시간 동안 하는 것을 권하고, 또 욕조에서 나올 때 반드시 천천히 나오도록 하십시오.

혈액 순환이 원활해지면서 체온 상승으로 땀이 많이 나올 수도 있습니다. 운동할 때 숨이 많이 차거나 힘이 들어서 운동을 못 하는 것이 아니고 땀이 많이 나서 불편한 정도라면 땀으로 체내 노폐물이 배설되는 것이므로 걱정하지 않아도 됩니다.

다만 땀을 많이 흘리면 탈수 증상에 빠질 수도 있으므로 운동을 하는 틈틈이 수분을 보충해야 합니다. 특히 요즘처럼 더운 여름 날씨에는 하루에 1.5~2L 정도 수분을 섭취해야만 합니다.

Q 사우나가 정말 체중 감량에 효과가 있는지 궁금합니다.

A 사우나 후의 체중 감량은 우리 몸을 스펀지에 비교해 볼 때 마치 물을 흡수한 스펀지에서 물이 빠진 후 나타나는 감량 현상 같은 것입니다. 결국 땀을 흘려 수분이 빠져나가 일시적으로 체중이 주는 것이지 체지방이 감소해서 살이 빠지는 것은 아닙니다.

살을 빼는 것은 체지방을 빼야 하는 것이지 수분을 빼서는 효과가 없기 때문입니다. 하루 중 물을 한 모금도 마시지 않으면 1~2kg의 체중 감량을 할 수 있습니다.

그러나 인체는 일정한 수분량을 유지하도록 되어서 시간이 지나면 자연스럽게 물을 섭취하고 평소의 몸무게 상태로 돌아가게 됩니다.

운동하기 전에 사우나를 해서 몸을 덥힌 다음에 운동을 하면 땀이 잘 나지 않는 사람에게 땀이 나도록 해서 다이어트 효과를 높이는 데 도움이 될 수는 있습니다.

Q 스트레스 때문에 과식을 자주 해서 비만이 된 사람입니다. 냉온욕을 하면 과연 체중 감량에 어떤 효과가 있는지 궁금합니다.

A 냉온욕은 냉탕과 온탕을 번갈아 가며 전신 목욕을 하는 것입니다. 냉탕은 부교감 신경계를 항진하며, 온탕은 교감 신경계가 항진되어 자율 신경계를 조절합니다.

냉온욕은 스트레스 비만 해소에 도움은 물론, 신경성 위장병, 변비 등의 증세를 호전시킵니다. 또한 피부를 이완, 수축시키므로 혈액 순환 촉진, 피부 조직의 대사 작용, 땀 배출 촉진 등의 효과가 있습니다.

비만 치료의 보조 수단으로 냉온욕을 처음 할 때는 냉탕과 온탕의 온도차를 적게 해 신체를 적응시켜 가면서 점차 온도차를 높이는 것이 좋습니다.

특히 30대 후반 이후 비만 여성이 냉온욕을 이용해서 체중 감량을 시도한다면 피부가 수축되거나 이완되어 혈액 순환을 촉진하면서 탄력성이 높아지고 피부 주름을 줄이는 효과도 얻을 수 있습니다.

3. 산후 비만

Q 30대 초반의 주부입니다. 첫 아이를 낳기 전 체중은 47kg였으나 아이를 임신하고 18kg이나 불었습니다. 최근에 살을 뺐는데도 5kg가 남아 52kg가 되었습니다. 또 곧 백일이 되는 둘째를 낳고 15kg나 살이 쪄서 아직 6kg나 더 남아 있습니다.

특히 복부와 허벅지, 엉덩이 부분에 살이 많습니다. 제일 궁금한 것은 첫 아이를 낳고 누적된 체중까지 다 뺄 수 있는지와

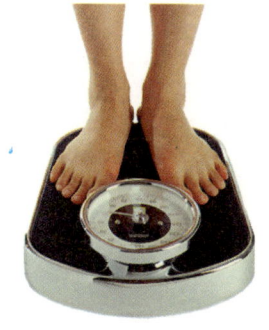

처녀 때 몸매로 돌아갈 수 있는지 알고 싶습니다.

그리고 아이 낳고 6개월 이전에 살을 빼야지 안 그러면 잘 안 빠진다고 하는데 맞는지 궁금합니다.

A 산후 비만으로 고민하시는 것 같습니다. 현재 둘째를 출산하고 백 일이 가까워서 모유 수유 중이라면, 감량 기간 대비 효율을 생각할 때, 모유 수유를 끝낸 후부터 적극적으로 다이어트를 시작하는 것이 좋습니다.

혼합 수유 중이거나 분유를 먹이고 있다면, 다이어트를 시작해도 되는 시기입니다.

아기가 이유식을 시작하는 6개월 이후부터는 모유 수유 여부에 상관없이 다이어트를 시작할 수 있습니다.

조급하게 생각하지 말고 현재 모유 수유 때문에 적극적으로 다이어트를 시작하기 어려운 상황이라면, 식습관 조절과 운동을 하면서 조금 더 노력해 보다가 아기가 이유식을 시작하는 6개월 이후에 치료를 받는 것도 좋습니다.

Q 모유 수유 중의 체중 감량 효과가 궁금합니다. 태어난 지 백일이 지난 둘째를 둔 엄마입니다. 첫째 때는 모유 수유를 실패했고 둘째는 정말 어렵게 성공해서 지금 현재 모유 수유 중이며, 앞으로도 계속 모유 수유를 하고 싶습니다.

그런데 아이를 낳은 후 지금의 모습 때문에 무척 속상합니다. 키는 162cm입니다. 결혼 당시 몸무게는 53kg였는데 첫째를 낳고 63kg로 불어나더니 둘째를 낳은 지금 몸무게는 72kg 입니다.

한 달에 2kg 이상 감량하거나 갑작스럽게 무리한 체중 감량은 체내 환경 오염 물질이 모유 속으로 방출된다고 하는데 맞나요? 하루라도 빨리 다이어트를 해야 할 것 같은데 모유 수유 중이라 어찌해야할지 모르겠습니다.

A 현재 출산하신 지 100일 정도 되었고, 아기가 이유식을 시작하는 6개월까지 100% 모유 수유로 유지하기를 원하시면, 적극적 다이어트는 6개월 이후로 미루시는 것이 바람직합니다. 산후 빠른 감량에 성공하려면 적극적 식이 조절을 필요하며, 체지방량이 빠르게 줄어들면, 모유량도 자연히 줄어들 수 있으므로 적극적인 다이어트 시기를 미루는 것이 좋습니다. 2kg 이상 감량할 경우 모유 속으로 좋지 않은 물질이 방출될 수 있다는 것은 아마도 지방의 분해산물인 케톤체를 말씀하시는 듯합니다. 대부분의 산모는 출산 후 1개월이 지나면 부종 제거 시기에 2kg 이상 감량에 성공합니다. 이때 케톤체가 생겨나지는 않습니다. 지방을 억지로 태워서 생겨나는 감량이 아니라, 산후 부종이 제거되는 것이기 때문이지요.

현재 신장을 고려할 때 20kg 정도의 체중 감량을 권합니다. 초저열량 식이 요법과 한약 복용을 병행하면서 지방 분해 침을 맞을 경우는 3개월 정도 예상됩니다. 혼합 수유를 하게 되거나 이유식을 시작하는 시점 정도를 적극적인 치료 시작 시점으로 생각하고, 100% 모유 수유 중이라도 열량을 과도하게 늘리지 않도록 음식의 양보다는 질에 중점을 두어 식이 조절을 하십시오.

수분을 충분히 섭취하고 심리적으로 안정되면 음식량을 많이 늘리지 않아도 모유 수유는 충분히 가능합니다. 모유 수유를 한다는 이유로 고열량 식품을 지나치게 많이 드시는 습관이 있다면 이후 체중 조절이 더 어려워집니다.

Q 여성이 아이를 낳은 후에 살이 찌는 것은 생리적인 현상 때문입니까?

A 임신과 출산이 비만의 이유라고 말할 수 없습니다. 임신부들도 뱃속의 아이를 핑계로 과식하는 것은 피해야 합니다. 많이 먹는 것이 아기에게 모두 좋은 것은 아닙니다.

산모의 폭식은 직접적으로 태아에게 나쁜 영향을 끼치지는 않지만 전해질의 불균형과 산모의 편중된 식습관으로 인한 단백질의 부족으로 태아의 저성장이 일어날 우려가 있으므로 주의해야 합니다.

출산 후 뚱뚱해지는 것을 막으려면 적당한 운동과 균형적이며 적당한 음식 섭취가 중요합니다. 보통 임신을 하게 되면 12kg 내외의 체중 증가가 적당하다고 봅니다.

임신 초기나 중기의 임신부는 가벼운 걷기나 고정된 자전거타기 등의 가벼운 운동을 하는 것이 좋으며, 임신 말기의 임신부는 스트레칭을 해주면 몸의 전체적인 균형을 유지하고 임신 중 비만을 예방하는 데 많은 도움이 될 것입니다.

4. 하체 비만

Q 종아리와 허벅지 살 때문에 고민이 많은 직장 여성입니다. 몸은 55 사이즈이지만, 허벅지 때문에 청바지는 27인치를 입어야 합니다. 또한 종아리 다리 선도 밉습니다.

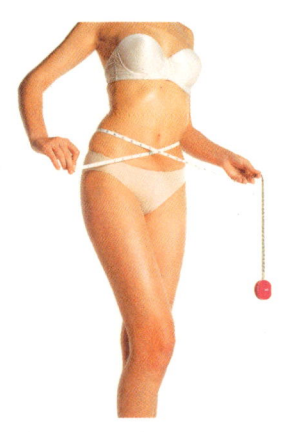

A 하체 부분 비만으로 고민하는 분들이 많습니다. 지방 분해침은 시술받는 부위의 지방 분해를 촉진함으로써 반복 시술할 때 그 부위의 사이즈를 보다 빨리 줄어들게 하는 효과가 있습니다. 이러한 지방 분해침 치료의 효과는 체중 감량이 적절하게 선행될 때 그 효과를 최대한 거둘 수 있습니다.

빠르게 걷기, 자전거타기, 계단오르기, 에어로빅 등 하체를 주로 움직이는 운동과 에너지를 많이 소모하는 라켓볼 같은 운동도 좋으며 스트레칭을 병행하는 것이 더 효과적입니다. 또 본인이 심각하게 생각하신다면 지방 흡입술도 고려해 볼 수 있습니다.

부분 비만 정도에 따라 감량해야 하는 체중과 치료 횟수 등을 결정하게 되므로 부분 비만은 개인차가 큽니다. 따라서 우선은 체지방 성분 검사와 진찰, 상담을 통해 근육량, 체지방률, 부분 비만 정도를 검진받는 것이 좋습니다.

5. 다이어트로 생기는 후유증

Q 생리불순으로 3개월마다 월경을 하는 여성입니다. 생리불순 때문에 한약을 먹고 싶기도 하고, 다이어트도 하고 싶은데, 다이어트를 하다보면 생리불순이 더 심해지지 않을지 걱정입니다. 보통 생리불순이 없는 여성들도 다이어트를 하다보면 불규칙적으로 되기도 한다고 들었습니다.

그 상관 관계가 어떻게 되는지와 다이어트를 해도 될지 궁금합니다.

A 생리 주기와 다이어트의 관계를 간략히 설명해 드리겠습니다. 비만도에 따라, 체지방 과다로 월경의 주기가 불규칙하게 바뀔 수 있습니다. 이런 경우에 비만 치료를 통해 월경 주기를 정상적으로 되돌리는 효과를 함께 거둘 수 있습니다.

오랫동안 과다하게 체지방이 축적되어 비만의 상태이지만, 월경 주기는 이상이 없었던 경우도 있습니다. 이 경우는 과다한 체지방에 따라 여성호르몬 균형이 맞추어져 있으므로, 감량을 통한 체지방률이 낮아지는 체중 감량을 진행하면 이전과 다른 월경 주기를 일정 기간 동안 보일 수도 있습니다.

건강을 유지하면서 체중 감량을 완성한 후 규칙적 식습관을 생활화하고 운동하는 습관을 지속하면, 월경 주기는 다시 규칙적으로 돌아올 수 있습니다.

Q   다이어트와 현기증의 관계가 궁금합니다. 다이어트에 돌입하고 3개월이 된 직장 여성입니다.

옛날부터 어지럼증은 가끔 있었는데, 요새는 하루에 두세 번쯤 현기증이 납니다. 가만히 서있다가도 눈앞이 갑자기 깜깜해집니다.

이런 증상이 하루에 두세 번쯤 일어나면 심한 것은 아닌지 궁금합니다. 예전보다 좀 심해져서 질문합니다.

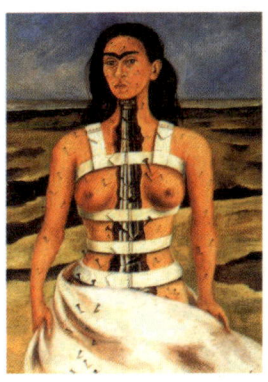

〈부서진 기둥〉, 프리다칼로, 1944년

A   다이어트 초기 현기증이 나타나는 경우는, 수분 부족에 따른 저혈압 또는 지방 분해물인 케톤이 체내에 축적되기 때문인 경우가 많습니다. 두 경우 모두 수분과 야채의 섭취를 늘리고, 충분한 휴식을 취한다면 현기증이 일어나는 횟수를 줄일 수 있을 것입니다.

여름철에 다이어트를 할 때는 특히 물 섭취량을 하루 1.5 *l* 이상으로 잘 확보해 주셔야 합니다. 그러나 현기증이 나는 빈혈을 동반한 경우에는 수분 섭취량을 늘려도 현기증이 나는 증상이 나아지지 않고, 계속 같은 증상이 되풀이 될 수 있습니다.

이렇게 현기증이 계속 반복된다면 빈혈 여부를 검사해 봐야 합니다.

Q   한약을 먹는 다이어트를 끝낸 지 한 달이 지난 사람입니다. 마무리 단계 전부터 머리카락이 빠지는데 특히 머리감을 때

많이 빠집니다. 몸에 다른 이상은 없는데 머리카락만 빠져서 걱정입니다. 다이어트를 끝냈는데 머리카락은 계속 빠집니다.

A   체중이 감량되면서 체지방률이 변하고 혈의 충만 상태에 변화가 있으면 자연스럽게 약간의 탈모 현상이 있을 수 있습니다.

체중 감량 중에는 한약의 보혈 효능으로 많이 느끼지 못하다가 한약 복용이 끝나는 시점부터 그러한 변화를 느끼실 수 있으나 보통 3개월 정도 기간을 두고 서서히 회복되므로 걱정하지 않으셔도 됩니다.

다만 체중 감량 중에 한약 복용을 제대로 하지 않았거나 감량 후에 한약을 먹지 않는 상태임에도 식사량을 적절한 수준까지 올리지 못하는 경우와 식이 요법을 실시하면서 단백질 섭취가 부족한 경우에는 자연스러운 정도를 넘어서 건강 문제가 될 수도 있으므로 이런 점들이 없는지 살펴보기 바랍니다.

또한 충분한 수면을 취해야 합니다. 다른 상태가 양호하다면 생활 조절 면에서 신경을 써서 경과를 보셔야 합니다.

Q   다이어트를 하다가 부작용이 생길 경우 어떻게 해야합니까?

A   탈모나 빈혈 생리 불순이 생겼을 경우는 보통 첫 달의 체중 감소 목표량을 정할 때 체중의 7~8%, 둘째 달은 5~6%의

체중 감소를 목표로 하는 것이 무난합니다. 하지만 고령이거나 허약자, 질환이 있는 자는 비만 체중의 3~4% 정도를 감소를 목표로 천천히 체중 감량을 시도하는 것이 좋습니다. 의사의 지시를 따르지 않고 무리한 욕심을 내어 지나치게 체중을 줄이면 여러 가지 영양분이 부족해 신체 리듬이 깨지고 몸의 이상을 유발할 수 있습니다.

일반적으로 체계적인 비만 치료를 받고 건강을 유지하면서 체중을 감량하게 되면 거의 나타나지 않지만 만약의 경우 이상이 나타나면 비만 치료 종결 후 6개월 정도는 관찰할 필요가 있습니다.

주름이 생겼을 경우 과다하게 체중을 뺐을 때 일시적으로 약간의 탄력 저하와 함께 생길 수 있으나 피부의 수축 능력에 따라 시간이 지나면서 자연히 원상 회복됩니다.

또, 비만 치료 시 냉온탕이나 적절한 운동, 피부 마사지, 지방 분해 침, 저주파 치료를 하면 예방할 수 있습니다.

다이어트를 하다가 빈번히 생기는 것이 바로 변비입니다. 3일 이상 화장실을 가지 못한다면 아침 빈속에 냉수 한 잔을 마시거나 야채 주스를 마시면 변비 증세가 완화됩니다.

그래도 완화되지 않고 5~7일 변비가 지속되면 적절한 치료를 시도하고 매일 아침과 저녁, 공복에 300cc의 차가운 야채 주스를 마시는 것이 좋습니다.

야채즙은 신진대사를 촉진해 배설 기능을 왕성하게 하며 변비를 완화합니다. 그래도 변비 증세가 나아지지 않으면 의사와 상담을 통해서 대장 세척 치료나 관장 등을 활용도 응용해 볼 만합니다.

갱년기 전후의 비만 환자나 50대 이후의 비만 환자와 성장기 비만자는 관절이 약화되면 위험합니다.

골다공증을 방지하려면 한약 처방에 녹각, 두충, 속단 등의 약재를 첨가해 먹으면 골다공증의 위험을 없앨 수 있으며, 음식을 대폭 줄인 경우 사골뼈 국물을 마시는 것도 좋습니다.

한약을 복용하면서 사골 국물을 먹으면 평상시보다 효율적으로 영양이 흡수되어 뼈의 보강이 잘 이루어질 수 있습니다.

6. 한방 다이어트의 효과

Q   체질에 따라 비만의 차이가 있습니까? 차이가 있다면 어떻게 구분하는지 궁금합니다.

A   한의학은 사람의 체질을 크게 태음인, 소음인, 태양인, 소양인의 네 가지로 나눕니다.

체질에 따라 에너지를 소모하고 발산하여 없애 주는 장기인 심장, 폐장, 신장의 기능이 상대적으로 강해 지방으로 축적되기 전에 대부분 에너지로 소모돼 체중이 불지 않는 경우가 있는 반면에 어떤 체질은 소화, 흡수의 장기인 비장이나 간장의 기능이 에너지 소모 기능을 하는 장기보다 상대적으로 강해 쉽게 살이 찌기도 합니다.

그래서 폐의 기능이 강하고 간의 기능이 약한 태양인과 신장의 기능이 강하고 비장의 기능이 약한 소음인은 비만자가 되기 어렵습니다.

반면에 간의 기능이 강하고 폐의 기능이 약한 태음인과 비의 기능이 강한 소양인은 비만자가 되기 쉽습니다.

많이 먹어서 살이 찌기도 하지만 토끼처럼 조금만 먹어도 체중이 불어나는 사람은 십중팔구 태음인과 소양인입니다. 그리고 체격에 비해 많이 먹어도 체중이 잘 증가되지 않는 사람은 소음인과 태양인입니다.

그러나 체질 구별은 전문가의 식견이 필요한 부분이니 스스로 판단하는 것은 위험한 일입니다.

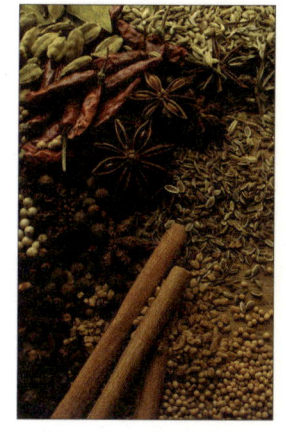

왜냐하면 비만한 사람은 대부분 태음인이나 소양인이지만 그 밖의 마른 체질, 즉 소음인이나 태양인 체질도 후천적인 요인(나이, 음식, 질병, 출산, 환경)으로 인해 비만하게 되는 경우도 얼마든지 있기 때문입니다.

젊었을 때 날씬했던 친구를 오랜만에 만나니 얼굴을 몰라보거나 나이가 훨씬 들어 보일 정도로 살이 찐 경우도 있고, 큰 수술 후나 출산 후에 갑작스럽게 비만 증세를 보이는 경우도 많습니다.

그 밖에 속이 냉하여 먹기만 하면 소화가 잘 안 되고 툭하면 설사 증세를 보이던 마른 사람이 보약이나 약물 남용으로 체질이 바뀌는 경우 소화가 잘 되고 식욕도 좋아져 저절로 과식을 하면서 비만해질 수 있으므로 주의해야 합니다.

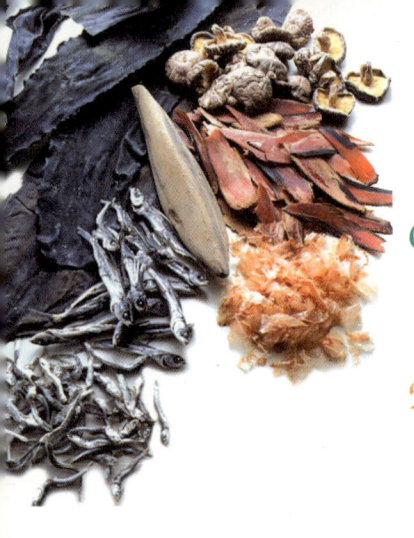

Q 비만을 치료하는 전통 한방 약재로 어떤 것들이 쓰이는 지 궁금합니다.

A 가장 많이 쓰이는 것은 숙지황과 의이인입니다. 약재들은 한의사의 처방에 따라 사용해야 하는데, 아무리 좋은 약재라도 환자의 체질이나 병력에 따라 사용해야 부작용이 없고 효과를 볼 수 있습니다.

의이인은 건강 식품으로 각광받는 율무쌀을 말합니다. 의이인은 몸에 불필요한 수분과 습기를 제거시키며 또한 체열을 내리고 염증을 제거하는 소염 작용과 소화기를 건강하게 하고 설사를 멈추게 하는 작용이 있습니다.

과학적 분석에 의하면 의이인에 함유된 의이인유가 포화 지방산을 제거하고 불포화 지방산의 기능을 활성화하여 피를 맑게 하고 순환을 도와준다고 합니다.

감초는 특유의 강한 단맛으로 식욕을 감소시키며 한약의 해독과 약물 기능을 조절합니다. 당귀, 천궁, 홍화, 소목은 조혈 작용과 혈액 순환을 도우며 어혈을 풀어 주는 효과가 있습니다.

또한 지방을 에너지로 쓰이게 하는 작용을 하며 지방을 분해하고 감소시키면서 노폐물의 운반과 배설 기능을 촉진합니다.

백복령은 몸이 붓는 것을 내리게 하거나 소변을 원활하게 배출하게 하며, 숙지황은 변비 예방 효과가 있으며 지구력을 키워줍니다.

Q 특정 부위의 살을 빼려고 하는데, 한방적으로 가능한 방법이 있는지 궁금합니다.

A 지방을 분해하는 침 요법은 침을 90분 이상 꽂아 두거나 침에 특수한 파형의 전기 자극을 가해 지방 분해를 촉진시킵니다.

침을 통한 자극이 신경 말단에 영향을 주어 카테콜라민을 분비시키고 이것이 중성 지방을 분해하는 효소를 자극하여 지방 분해 효과를 가져옵니다.

이는 한약으로 전체적인 체중은 감소했으나 어깨, 등, 하복부, 엉덩이, 허벅지 등에 유난히 지방층이 두터운 경우 적게 빠졌을 때 활용하면 좋습니다.

이침 요법은 식욕 억제 및 포만감이 생기게 하는 효과가 있습니다. 인체의 주요 내장 기관과 연결되어 있는 귀의 각 반응점에 물리적인 자극을 가하는 것으로, 식욕 억제와 진정, 이뇨 등의 효과가 있어 열량 섭취의 감소 효과, 수분 나트륨 대사 개선 작용, 위나 장의 활동을 약화시켜 식후 소화 속도를 지연하는 효과도 좋습니다.

식욕을 느낄 때마다 침 부위를 눌러주며 이침을 귀에 꽂고 있다가 며칠 후 다시 새 침으로 바꾸어 줍니다. 일상 생활에 전혀 불편을 주지 않아 간편한 다이어트 요법입니다.

또 살이 빠진 후 피부가 늘어지는 것을 막는 데도 효과적이어서 전체적으로 예쁜 체형을 만듭니다. 그러나 지방 분해침으로 분해된 지방 성분은 혈액 속에 남아 있으니 반드

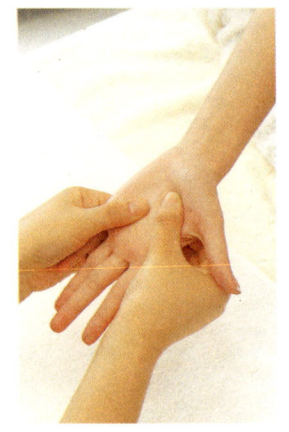

시 운동 요법을 병행해야 합니다.

저주파 및 간섭 저주파 요법은 특정 부위의 혈 자리에 저주파 자극을 가하여 지방 분해침과 같은 기전에 의해 지방 분해를 촉진시키는 방법으로 적극적인 다이어트와 운동을 겸하면 효과적입니다.

지압과 장압은 특정 부위의 혈 자리에 손바닥이나 손가락으로 반복해서 눌러 주고 풀어줌으로써 지방층에 자극을 줍니다. 혈액 순환을 원활히 해 지방을 효율적으로 분해하는 치료입니다.

원적외선 요법은 비만이 심한 부위에 파장이 긴 원적외선을 쏘이면 피부 깊숙한 지방층까지 열이 가해져 땀이 배출되고 단단한 지방층이 부드러워지는 효과가 있습니다.

Q 한방 다이어트를 하면 어떤 사람은 얼굴이 빠지고 어떤 사람은 가슴이 먼저 빠지는데, 살이 빠지는 부위가 사람마다 다른 것인지 궁금합니다.

A 사람은 체질과 체형에 따라 살이 빠지는 부위와 순서가 다릅니다.

어떤 부위를 집중적으로 빼겠다고 정하지 않을 경우, 보통 음식 조절과 운동 등으로 다이어트를 하게 되는데 이 경우는 복부나 가슴, 혹은 얼굴 부분의 살이 먼저 빠진다고 할 수 있습니다.

7. 음식물 섭취

Q   다이어트를 하고 있는데, 아침은 반드시 먹는 것이 좋은지 궁금합니다.

A   다이어트 식사에서 가장 강조하는 것은 아침과 점심을 규칙적으로 먹고, 저녁을 최대한 제한하는 것입니다. 대부분 직장인들이 아침을 먹지 않는 경우가 많습니다. 이번 다이어트 프로그램을 통해 아침을 먹는 습관을 훈련하는 것이 좋습니다.

아침으로 생식 20g 정도, 우유나 두유 100~120ml 정도를 마시는 것을 권장합니다. 열량은 우유 200ml과 비슷하나 각종 무기질, 비타민 등의 영양소를 고려할 때 생식이 나은 편입니다. 우유만으로 아침을 드신다면 야채류(토마토, 오이 등)와 삶은 계란 반 개를 함께 드셔도 좋습니다.

또한 공복에 마시는 물 한 컵은 변비가 있을 때 좋은 간단한 건강 상식으로 변비가 심한 분들은 한 번 시도해도 좋습니다.

Q   체질적으로 살이 잘 찌는 사람입니다. 물만 마셔도 살이 찌는지 궁금합니다.

A   물만 마신다고 살이 찌지는 않습니다. 물만 마셔도 살이

찐다는 사람은 살이 찌는 것이 아니라 몸이 잘 붓는 체질 때문에 생긴 오해입니다. 물은 안심하고 마셔도 좋습니다.

특히 짠 음식을 섭취한 후와 생리를 시작할 때 몸이 붓는 경우가 있습니다. 이러한 부종은 일시적입니다. 결코 살이 찌는 것이 아니고 체내의 수분량이 증가해 체중이 느는 것 뿐이므로 비만을 염려하지 않아도 됩니다.

Q 섬유질 섭취가 체중 감소에 어떤 영향을 미치는지 궁금합니다.

A 섬유질은 칼로리가 거의 없습니다. 또, 수분 함유량이 높아서 위와 장 속에서 부풀어 포만감을 유발해서 식욕을 억제하는 역할을 합니다. 음식물과 함께 섞인 섬유질은 음식물을 위 속에서 오래 머물게 해서 천천히 혈당을 상승시키고 인슐린 분비를 억제하여 비만을 예방해 줍니다.

또한 적극적으로 음식량 섭취를 조절하려고 할 때 자주 발생하는 변비를 막아줍니다. 근래에 섬유질이 다량 함유되어 있는 비만치료 보조식품이 많이 시중에 나와 있는데, 이는 일시적인 식욕 감소 효과는 있지만 비만이 재발되는 경우가 많습니다.

왜냐하면 섬유질 식품은 위가 포만감을 느끼게 하는 역할을 하지만 섬유질을 계속적으로 오랫동안 복용하면 평상시 식사로 돌아왔을 때 포만감을 느낄 정도가 되어야 수저를

놓게 되어 소식하는 습관을 들이지 못합니다.

그러므로 변비가 없다면 저열량 섬유질 음식도 가능한 최소한 섭취하는 것이 좋습니다.

Q 다이어트 효과가 있는 차(茶)는 어떤 것이 있는지 소개해 주십시오.

A 찻잎을 완전 발효를 시킨 홍차는 육류를 많이 먹는 유럽인들에게 적당하며 반 정도만 발효한 우롱차는 볶은 요리를 자주 먹는 중국인들이 애음하는 차입니다. 발효시키지 않고 말린 상태인 녹차는 밥에 생선 위주의 음식에 먹는 사람들에게 적당한 차입니다. 녹차의 카페인은 지방을 분해하는 효소인 리파아제의 활동을 높여 다이어트에 효과가 있지만 모든 이에게 효과적이지는 않습니다.

또한 동규자차는 배변을 작용을 도와 변비를 완화합니다. 비만한 사람들에게 권하는 한방차 만드는 법과 복용법을 자세히 살펴보면 다음과 같습니다.

의이인차는 깨끗하게 씻어서 말린 율무쌀을 살짝 볶아 분말로 만든 후 3스푼씩 뜨거운 물에 타서 마십니다. 한 달간 매 식사 전에 복용하면 식욕도 줄고 혈액도 맑아져 체중 감소 효과를 볼 수 있습니다. 식욕을 더 떨어뜨리려면 숙지황을 의이인의 반 정도 분량으로 첨가해서 마시면 좋습니다.

구기자차는 구기자 50g을 물 500cc에 넣고 30~40분간 끓입니다. 하루 세 번 식후 1시간에 마시면 체중 감소를 위해 식사량을 줄일 때 몹시 허기를 느끼며 지구력이 떨어지는 사람에 좋습니다.

방기차는 방기 20g과 감초 3g를 씻어 약 600cc의 물에 넣고 은은하게 30~40분 간 끓입니다. 하루 3회 식후 1시간에 마시면 식욕이 조절되고 소변 배출이 원활해지는 효과가 있습니다. 특히 몸이 붓는 듯하면서 체중이 증가되는 비만 체질에 좋습니다.

체감차는 의이인 10g, 갈근, 방기, 황기, 감초를 각 5g씩 합해 물 800cc에 넣고 40분 내외로 끓인 후 하루 3회 식후 1시간마다 복용하면 속이 더워지고 소화력이 향상되어 변비 증세도 없어져서 비만 치료에 많은 도움이 됩니다.

옥수수 수염차는 이뇨제로 소변이 시원스럽게 나오지 않고 부기가 있으면서 체중이 증가하는 비만 환자에게 활용하면 적합합니다. 처음에는 1회 20g 정도 달여서 복용하면 몸이 가벼워짐을 느낄 수 있습니다.

두충엽을 커피메이트에 2g 정도를 넣고 걸러서 마시거나 4g 정도를 팔팔 끓는 물이 담긴 커피 주전자에 넣고 약한 불로 물색이 약간 노랗게 변할 때까지 둔 후 두충엽을 거르고 물만 마십니다. 혈액을 맑게 하면서 혈액순환을 촉진시켜 혈관의 노폐물, 중성지방, 콜레스테롤을 감소시키는 효능이 있어 다이어트 효과가 있습니다.

차를 적절히 이용하면 부기가 빠지고 체중이 늘지 않게 하는 효과가 있으며, 이뇨 작용도 뛰어나 몸의 부기를 빼 주는

데 효과가 탁월합니다. 이 외에도 비만한 사람에게 권하는 차는 두충차, 황기차, 비연감비차 등이 있습니다.

하지만 차 자체가 지방을 분해하는 효과가 있는 것은 아니므로 남용하는 것은 주의해야 합니다. 차를 마시면서 식이요법과 운동을 병행하는 것이 비만을 예방하는 가장 좋은 방법입니다.

Q. 한때 밥 대신 고기만 먹어 살을 빼는 황제 다이어트가 많은 관심을 불러일으켰습니다. 황제 다이어트로 정말 살을 뺄 수 있을지 궁금합니다.

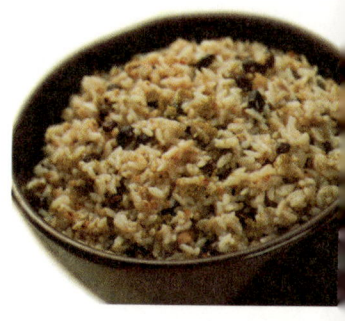

A. 고기는 마음껏 먹지만 탄수화물의 섭취는 극도로 제한하는 황제 다이어트가 크게 사회적인 반향을 일으키기도 했지만, 황제 다이어트는 몸에 큰 무리를 줄 수 있는 다이어트 법입니다. 다이어트의 부작용으로 피로감, 저혈압 증상, 혈청과 요산의 상승, 구취 등이 나타날 수 있습니다.

또한 고기 섭취를 제한하지 않고 마음껏 먹으면 고기에 다량 함유된 지방질도 함께 섭취하게 되므로 포화 지방산이나 콜레스테올 지나치게 많아져 고지혈증과 동맥경화증 등의 발병 가능성도 높아집니다.

체내 칼슘의 소실로 인한 골다공증과 우리 몸의 열량원이 당질의 섭취를 제한하는 황제 다이어트는 근육과 장기를 유지하는 데 필요한 단백질이 부족하여 근육과 장기의 단백질이 분해될 수도 있으므로 조심해야 합니다.

그리고 몸의 대사물의 일종인 캐톤이나 요산이 비정상적으로 증가하여 콩팥에 무리를 일으키며 노폐물을 몸밖으로 내보내는 과정 가운데 탈수 현상을 초래할 수 있습니다.

Q 몸이 허약해서 영양제를 복용하려고 합니다. 영양제를 복용한다면 살이 찌는지 궁금합니다.

A 시판 중인 영양제는 열량을 갖지 않으므로 걱정 없이 복용해도 됩니다. 어떤 분은 비타민제나 영양제를 먹으면 살이 찐다고 해서 영양제 복용을 걱정하기도 하는데, 영양제 자체는 열량이 없습니다.

영양제는 부족한 영양소들을 보충해 주어서 전반적인 신체 상태가 호전되면서 식욕을 증가하게 만들 수 있습니다. 만약 영양제를 복용해서 살이 쪘다면 그 동안 영양이 부족한 상태였다고 생각하면 옳을 것입니다.

Q 다이어트를 이제 막 시작하려는 사람입니다. 음료 하나도 마시는 데 주의하라고 하셨는데, 우유와 과일 주스를 마시는 것이 다이어트에 어떤 영향을 줄지 궁금합니다.

A 우선 건강을 위해서 영양이 풍부한 신선한 우유나 천연 과

일 주스를 마시는 것은 괜찮다고 말씀드릴 수 있겠습니다. 하지만 비만한 사람이라면 이것 역시 조심해야 합니다.

우유는 불포화 지방산이 많이 함유되어 있습니다. 또한 천연 과일 주스라도 당분이 많기 때문에 많이 마신다면 살이 찔 수 있습니다. 무가당인 천연 주스 한 잔은 밥 반 공기의 열량과 동일합니다.

8. 다이어트와 운동

Q 윗몸 일으키기를 하면 뱃살이 빠질 수 있습니까?

A 운동 가운데 뱃살만을 빼는 운동은 없습니다. 우리 몸 가운데 선택적으로 살을 빼고 싶다고 해서 부위를 정해서 살을 뺄 수는 없다는 뜻입니다.

윗몸 일으키기를 하면 배 근육이 강해지는 것이며 지방의 양은 일정합니다. 뱃살은 그대로지만 배의 근육을 강화하는 운동으로 윗몸 일으키기는 적당한 운동입니다. 이왕이면 정리 운동을 하기 전에 하는 것이 더 효과적이라고 할 수 있습니다.

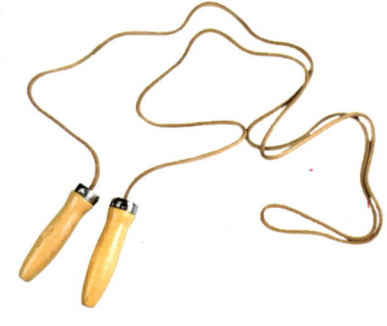

Q 운동과 식이 요법으로 살을 빼려고 하는 사람입니다. 어떤 종류의 운동이 좋을지 알려주십시오.

A   운동은 간단하게 유산소 운동과 무산소 운동으로 구분할 수 있습니다. 비만에서 탈출하려고 할 때 좋은 운동은 유산소 운동이며, 달리기, 수영, 자전거타기, 스텝머신, 에어로빅, 걷기, 등산 등 다양합니다.

    살을 **빼려는** 분께서 흥미를 갖고 꾸준히 할 수 있는 운동이라면 어떤 운동이든 좋지만 자신의 신체 상태와 건강을 살펴보고 하는 것이 바람직합니다. 유산소 운동은 체중 감량의 효과 이외에도 심폐 기능을 좋게 하고 혈관을 맑게 하는 등 각종 성인병을 예방하는 효과도 탁월합니다.

Q   운동으로 살을 뺄려고 합니다. 장기간 저강도로 운동하는 것이 좋은지 짧은 시간 동안 고강도로 운동하는 것이 좋은지 궁금합니다.

A   운동은 많이 하면 할수록 살이 더 많이 빠지는 것이 사실입니다. 운동의 양을 결정하는 것은 운동한 시간과 운동의 강도인데, 살을 빼고 싶다면 운동의 강도보다 시간에 중점을 두어 하는 것이 좋습니다.

    그래서 인내심으로 꾸준히 비만과 싸우는 사람이 비만과의 싸움에서 이길 수 있습니다. 체내에 쌓인 지방은 꾸준한 운동을 통해서 분해될 수 있습니다. 운동을 오랫동안 하려면 자연히 운동 강도는 낮아집니다. 이런 면에서 걷기도 좋은 운동이라고 할 수 있습니다.

운동 강도의 범위는 자신의 최대 심박수의 60~75%가 좋습니다. 최대 심박수는 220에서 자신의 나이를 빼면 구할 수 있습니다. 맥박수를 재어서 운동 강도를 측정하는 것도 좋은 방법입니다.

이보다 손쉽게 운동 강도를 측정하는 방법은 옆 사람과 대화할 수 있는지로 판단할 수 있습니다. 특히 60세 이후 고령자는 이 정도의 운동 강도로 하며 운동 횟수는 적어도 일주일에 3~5일, 최소 30분에서 1시간 반 사이를 유지하는 것이 좋습니다.

Q 하루 한 시간씩 매일 운동을 하는 사람입니다. 그렇지만 운동을 하는데도 체중이 잘 빠지지 않는데 그 이유가 궁금합니다.

A 첫째, 잘못된 식이 요법을 하고 있지 않은가 점검해 봐야 합니다. 운동 후 허기를 과식이나 고열량 식품으로 달랜다면 운동의 효과는 자연적으로 적을 수밖에 없습니다.

또 몸무게는 많이 나가지만 체지방률이 낮아서 더 이상 빼야 할 지방이 없을 수도 있습니다. 즉 근육과 뼈의 비율이 높고 체지방량은 낮아 더 이상 살이 빠지지 않을 수 있습니다.

이와 반대로 체중이 많이 나가고 체지방률이 높다면 운동 때문에 지방의 비율은 줄었지만, 수분의 섭취가 늘어나서 체중은 변화가 없을 수 있습니다.

체중은 줄어들지 않지만, 신체 사이즈는 줄어들어 몸무게의 변화가 없으나 이미 체내에서 체지방이 빠지고 있는 것입니다.

체중 감량을 시작하는 초기에 볼 수 있는 현상으로 여성은 체지방률이 30%가 넘으면 지방이 계속 늘어나고 수분은 줄어 식이 요법과 운동으로 체지방량을 줄이면 수분이 다시 늘어나 체중이 줄지 않습니다.

9. 그 외의 궁금한 사항들

Q 살이 찐 것과 성(性) 기능은 어떠한 관계가 있습니까?

A 비만과 성 기능은 상호 간접적인 관계가 있습니다. 특히 남성의 경우는 비만으로 인해서 정소에서 남성 호르몬이 분비가 감소하기도 하고 비만할 경우 여성 호르몬의 분비가 활발해져서 성 기능이 위축되기도 하는 것이 사실입니다.

비만으로 발생할 수 있는 성인병 가운데 발기 부전 등을 일으키는 혈관 질환이 발병하면 성기능에 큰 장애가 될 수 있습니다. 또한 복부 비만이 심하면 심리적인 위축되는 경우도 있는데, 이는 성기가 몸에 비해서 작아 보이기 때문입니다.

이외에도 비만한 사람은 대표적 성인병인 당뇨병, 고지혈증, 심혈관계 질환에 걸린 위험 인자가 일반인에 비해 높으며 각종 암, 담석증, 폐기능 이상이나 퇴행성 관절염 같은 골관절계 질환 등에 쉽게 노출되어 있습니다. 45~64세의 비만 환자 대상으로 조사해 본 결과 관절염에 대한 발병율이 일반인보다 1.3배 높다고 밝혀졌습니다.

Q   성장 호르몬이 뱃살을 빼는 데 효과적이라고 들었습니다. 구체적인 효과에 대해서 알고 싶습니다.

A   앞에서도 언급했듯이 성장 호르몬은 근육량을 늘리고 지방을 감소시키는 작용을 합니다.
　　자라나는 청소년들에게 키를 크게 하는 역할을 하지만 중년 이후의 사람들에게는 노화 방지를 비롯해서 비만을 관리하는 데 유리하게 작용합니다.
　　뱃살로 성인병이 우려되는 60대 이상의 분들은 의사와 긴밀한 상의를 통해서 성장 호르몬 투여를 생각해 보는 것도 좋습니다.

Q   살 때문에 고민이 많은 사람입니다. 빠른 시간에 살을 빼고 싶은데, 한 달에 5kg 이상 빼는 것이 가능할지 궁금합니다.

A   한 달에 권장할 수 있는 감량 체중은 2~3kg입니다. 직장인이나 학생처럼 사회 활동을 하는 사람이라면 일상생활을

하면서 한 달에 2kg의 체지방을 줄이는 것이 적당한 감량 무게입니다. 한 달 내에 5kg 이상을 빼는 것이 불가능한 일은 아니지만 신체에 많은 부담을 가져오는 일입니다.

갑자기 짧은 시간 동안 많은 살을 뺀 이후에 체중을 유지하는데 실패할 경우 요요 현상으로 다시 살을 찔 수도 있기 때문입니다. 반복되는 요요 현상은 원래 비만했던 상태보다 각종 합병증에 걸릴 확률이 높아질 수 있어 더 위험합니다.

Q 비만은 체지방의 양과 밀접한 관련이 있는 것 같습니다. 여러 영양소 가운데 유독 지방은 왜 이렇게 비만과 연관이 깊습니까?

A 인체에 필요한 기본적인 삼대 영양소는 탄수화물과 단백질, 지방입니다. 그 중에서 지방이 비만의 원인이 되는 이유는 다른 영양소에 비해서 우리 몸에 먼저 저장되는데, 에너지를 쓰일 때는 또 가장 늦게 소모되는 영양소이기 때문입니다.

따라서 영양을 섭취하면 지방이 가장 먼저 빠르게 몸속에 축적되며 운동을 할 때 가장 늦게까지 감량하기 힘든 부분입니다. 또한 같은 양의 열량을 섭취해도 탄수화물이나 단백질보다 포만감이 늦게 전달되는 특징을 갖고 있어서, 허기질 때 제일 먼저 배고픔을 느끼게 되어 다른 영양소보다 더 많이 섭취하게 되어 다른 영양소보다 비만과 관련이 깊다고 할 수 있습니다.

마지막으로 지방 자체가 갖는 열량과 관련이 있습니다. 지방은 다른 영양소보다 단위(g)당 열량이 높습니다. 탄수화물이나 단백질은 1g당 4kcal의 열량을 나타내지만, 지방은 9kcal로 배 이상 열량이 높습니다.

따라서 동일한 양을 섭취해도 다른 영양소에 비해 많은 열량을 흡수해서 비만의 원인이 될 가능성이 높습니다.

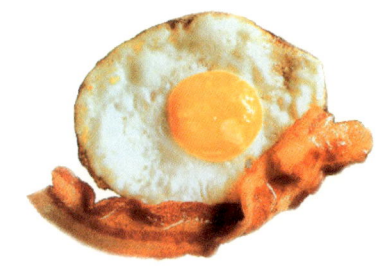

Q 초등학생 딸이 운동하기를 싫어합니다. 통통한 편이라 소아비만이 걱정되어 지금부터라도 운동을 시키고 싶은데, 어떻게 해야할지 방법을 알려주세요.

A 아동기 비만의 60~80%는 성인 비만으로 지속된다고 합니다. 최근 컴퓨터 게임이나 인터넷의 발달로 집안에서 컴퓨터를 친구 삼아 시간을 보내고 밖에서 놀거나 아예 몸을 움직이기를 싫어하는 어린이들이 많습니다.

또 패스트푸드의 영향으로 고열량식의 섭취가 점차 늘어나서 비만한 아동의 비율이 더 높아지고 있는 실정입니다.

소아 비만이 걱정된다면 부모님이 적극적으로 아이와 함께 운동을 시작해 보는 것이 좋겠습니다. 산책을 같이 나가자고 권유하고 함께 운동에 참여하는 것이 비만한 아이들을 몸을 움직이며 운동할 수 있게 하는 가장 효과적인 방법입니다.

강압적으로 아이에게만 운동을 시킨다면 어떤 설득력도 얻지 못할 뿐 아니라 오히려 운동 흥미를 잃게 합니다.

놀이 형식의 운동으로 자녀와 함께 운동을 시작한다면 아이도 점차 운동을 좋아하고 흥미롭게 여길 것입니다. 비만한 아이에게 운동을 권유할 때 좋아하는 동작이 들어간 운동 또는 놀이를 먼저 시작하게 해서 운동과 친해지도록 유도하는 것이 좋습니다.

부록

간식 열량표

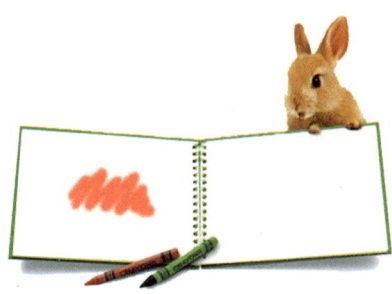

빵류

음식명	kcal	분량
소보로	263kcal	1개/70g
단팥빵	205kcal	1개/70g
도우넛	412kcal	2개/85g
땅콩버터 쿠키	146kcal	반봉지/30g
마늘바게트	400kcal	2쪽/80g
마늘빵	105kcal	1조각/21g
머핀	245kcal	1쪽/80g
바게트샌드위치	1011kcal	4인분
사과파이	215kcal	1개/90g
식빵	1326kcal	4인분
찐빵	198kcal	1개/80g
초콜릿케이크	250kcal	1조각
치즈식빵	1228kcal	4인분
치즈케이크	356kcal	1쪽/100g
크로와상	350kcal	1개/80g
크로켓	444kcal	1개/150g
파운드케이크	570kcal	2쪽/140g
생크림케이크	207.4kcal	1조각/85g
치즈케이크	200kcal	1조각/60g
고구마케이크	421.5kcal	1조각/160g
컵케이크	378.9kcal	1개/90g
스폰지케이크	346.1kcal	1조각/100g
초코케이크	342.9kcal	1조각/90g
모카롤케이크	320kcal	1조각/85g

초코쉬폰케이크	277kcal	1조각/85g
쉬폰케이크	228.8kcal	1조각/80g
핫케이크	222.3kcal	1개/90g
참치샌드위치	346kcal	1인분/142g

 ## 라면류

음식명	kcal	분량
김치라면	510 kcal	1개/120g
김치사발면	388 kcal	1개/85g
너구리우동	514 kcal	1개/120g
맛보면	436 kcal	1개/100g
무파마탕면	515 kcal	1개/122g
매운콩라면	515 kcal	1개/122g
비빔면	500 kcal	1개/122g
삼양라면	525 kcal	1개/120g
생짜장면	816 kcal	2인분/300g
신라면	526 kcal	1개/120g
신라면 컵	278 kcal	1개/65g
안성탕면	549 kcal	1개/125g
열라면	505 kcal	1개/120g
육개장사발면	447 kcal	1개/86g
진라면	570 kcal	1개/120g
짜장면	660 kcal	1개/160g
짜장범벅	333 kcal	1개/70g
짜짜로니	375 kcal	1개/160g

음식명	kcal	분량
짜파게티	632 kcal	1개/160g
캡틴김치	435 kcal	1개/100g
캡틴우동	430 kcal	1개/100g
콩라면	510 kcal	1개/120g
큰사발면 새우탕	535 kcal	1개/115g
큰사발면 튀김우동	492 kcal	1개/111g
해물짬뽕면	490 kcal	1개/120g

 죽 · 스프류

음식명	kcal	분량
3분 카레	175 kcal	1인분/200g
녹두죽	155 kcal	1대접/285g
닭죽	261 kcal	1대접/156g
비락 단팥죽	135 kcal	1개/180g
비락 호박죽	210 kcal	1개/190g
쇠고기 간짜장	215 kcal	1인분/200g
야채스프	280 kcal	1개/80g
야채죽	145 kcal	1개/285g
옥수수스프	308 kcal	1개/80g
잣죽	269 kcal	1대접/63g
전복죽	249 kcal	1대접/83g
참치죽	160 kcal	1개/285g
크림스프	284 kcal	1개/80g
팥죽	198 kcal	1대접/121g
호박죽	156 kcal	1개/250g

음료류

음식명	kcal	분량
2% 부족할 때	72 kcal	1개/250g
3.4우유(커피맛)	128 kcal	1개/200g
가야 포도농장	180 kcal	1개/180g
갈아만든 배	144 kcal	1개/238g
갈아만든 복숭아	144 kcal	1개/238g
갈아만든 사과	240 kcal	1개/238g
갈아만든 토마토	130 kcal	1개/238g
게토레이	82 kcal	1개/340g
깜찍이 소다	85 kcal	1개/200g
꼬모	115 kcal	1개/110g
남양불가리스	157 kcal	1개/150g
네스카페	81 kcal	1개/180g
니어 워터	60 kcal	1개/250g
닥터 캡슐	147 kcal	1개/140g
당근농장	75 kcal	1개/180g
데미소다 레몬	94 kcal	1개/200g
데미소다 오렌지	101 kcal	1개/200g
데미소다 포도	95 kcal	1개/200g
데자와밀크티	77 kcal	1개/200g
덴마크 요구르트 플레인	73 kcal	1개/110g
덴마크요구르트 복숭아/딸기	100 kcal	1개/110g
딸기맛우유	136 kcal	1개/200g
마이너스 콜레스테롤	134 kcal	1개/150g
매일우유	100 kcal	1개/200g

맥스웰블루엣	140 kcal	1개/200g
몸에 좋은 큰집대추	91 kcal	1개/180g
미노스	192 kcal	1개/235g
바나나 우유	199 kcal	1개/240g
바이오거트	100 kcal	1개/110g
베지밀A	110 kcal	1개/200g
베지밀B	125 kcal	1개/200g
복숭아농장	88 kcal	1개/180g
비피더스 사과	160 kcal	1개/150g
비피더스 플레인	150 kcal	1개/150g
사각사각	100 kcal	1개/240g
사이다	110 kcal	1개/250g
삼육두유	125 kcal	1개/195g
생큐 커피맛 우유	146 kcal	1개/240g
솔의눈	76 kcal	1개/200g
수정과	130 kcal	1개/238g
식혜	110 kcal	1개/238g
실론티	80 kcal	1개/250g
쌕쌕포도	80 kcal	1개/240g
썬키스트 훼미리사과	140 kcal	1개/180g
쑥의 눈	78 kcal	1개/200g
아인쉬타인	126 kcal	1개/200g
야채믹스	94 kcal	1개/240g
윌	136 kcal	1개/150g
요구르트	64 kcal	1개/65g
요러브 딸기/복숭아	115 kcal	1개/110g
요플레 뷰티	120 kcal	1개/110g

우롱차	0 kcal	1개/200g
이오 요구르트	75 kcal	1개/80g
저지방 우유	92 kcal	1개/200g
제주도 당근주스	95 kcal	1개/180g
진두유	110 kcal	1개/200g
초코우유	126 kcal	1개/200g
카페라떼 마일드	120 kcal	1개/200g
카페라떼 카푸치노	118 kcal	1개/200g
카프리썬	100 kcal	1개/200g
컨피던스	41 kcal	1개/100g
코카 콜라 라이트	42 kcal	1개/350g
코코 포도	110 kcal	1개/240g
콤비콜라	138 kcal	1개/355g
쿠앤크	234 kcal	1개/135g
토마토 농장	82 kcal	1개/180g
펩시 콜라	117 kcal	1개/250g
펩시콜라다이어트	1 kcal	1개/250g
포카리 스웨트	48 kcal	1개/200g
프리미엄 당근주스	107 kcal	1개/238g
프리미엄 오렌지주스	83 kcal	1개/180g
필러스사과	116 kcal	1개/120g
하늘보리	28.7 kcal	1개/250g
헬씨올리고	41 kcal	1개/100g
해조미인	48 kcal	1개/100g
화이브미니	45 kcal	1개/100g
환타 오렌지	115 kcal	1개/250g
후르츠소다배	84 kcal	1개/200g

아이스크림류

음식명	kcal	분량
구구콘	220 kcal	1개/80g
누크바	274 kcal	1개/26g
더블비안코	149 kcal	1개/120g
더위사냥	115 kcal	1개/140g
메로나	127 kcal	1개/90g
바밤바	95 kcal	1개/72g
부라보콘	253 kcal	1개/71g
붕어 싸만코	181 kcal	1개/150g
비비빅	120 kcal	1개/90g
스크류바	74 kcal	1개/80g
엑설런트	220 kcal	1개/100g
월드콘	324 kcal	1개/150g
죠스바	105 kcal	1개/100g
찰떡 아이스	258 kcal	1통/150g
투게더	215 kcal	1컵/100g

 ## 패스트푸드류

〈햄버거 · 샐러드〉

음식명	kcal	분량
김치라이스버거	392 kcal	1개/200g
더블와퍼	920 kcal	1개/353g
더블치즈버거	580 kcal	1개/193g

품목	열량	1회 분량
데리버거	340 kcal	1개/137g
리브샌드	437 kcal	1개/156g
맥치킨버거	490 kcal	1개/189g
불갈비버거	391 kcal	1개/140g
불고기버거	431 kcal	1개/158g
비스켓	180 kcal	1개/56g
빅립버거	660 kcal	1개/165g
빅맥	590 kcal	1개/216g
빅휘시버거	710 kcal	1개/262g
새우버거	433 kcal	1개/170g
애플파이	260 kcal	1개/77g
징거버거	550 kcal	1개/210g
참치샐러드	163kcal	1접시/110g
치즈버거	330 kcal	1개/119g
치즈스틱	174 kcal	2개/63.3g
치킨버거	351 kcal	1개/145g
케이준샐러드	140 kcal	1접시/110g
코우슬로우	119 kcal	1개/114g
콘샐러드	150 kcal	1통/162g
타워버거	675 kcal	1개/247g
트위스터	420 kcal	1개/169g
토마토샐러드	97 kcal	1인분/100g
통샌드위치	657 kcal	1개/235g
파스타샐러드	84 kcal	1인분/100g
후렌치후라이	450 kcal	1개/147g
휘시버거	470 kcal	1개/156g

〈치킨〉

음식명	kcal	분량
양념치킨	219 kcal	1조각/92g
오리지널치킨(가슴살)	400 kcal	1조각/153g
오리지널치킨(날개)	210 kcal	1조각/47g
치킨	360 kcal	2조각/180g
치킨 너겟	270 kcal	6조각/106g
치킨 멕너겟	290 kcal	6개/156g
치킨 스트립	144 kcal	1개/56g
치킨까스	594 kcal	1인분/180g
치킨텐더	42 kcal	1개/15.5g
치킨텐더셀러드	200 kcal	1인분/123g
치킨휠레	400 kcal	1개/196g
핫윙	140 kcal	1조각/55g
후라이드치킨	268 kcal	1조각/123g
훈제치킨	175 kcal	1조각/100g

〈피자〉

음식명	kcal	분량
슈프림피자	678.3kcal	1조각/255g
콤비네이션피자	673.2kcal	1조각/255g
리치골드피자	593.6kcal	1조각/257.5g
디럭스피자	582.7kcal	1조각/234g
슈퍼슈프림크러스트피자	556.5kcal	1조각/243g
치즈크러스트피자	517kcal	1조각/220g
페퍼로니크러스트피자	500.4kcal	1조각/197g

과자류

음식명	kcal	분량
갈아만든새우	225 kcal	1봉지/60g
감자깡	270 kcal	1봉지/55g
건빵	375 kcal	1봉지/90g
고구마깡	270 kcal	1봉지/55g
고래밥	308 kcal	1봉지/70g
구운 감자	519 kcal	1봉지/88g
그레이스	517 kcal	1봉지/100g
까메오	708 kcal	1봉지/143g
꼬깔콘(롯데)	514 kcal	1봉지/95g
꿀꽈배기	350 kcal	1봉지/75g
몽셸통통	175 kcal	1봉지/100g
빅파이	85 kcal	1포장/20g
빠다코코넛(롯데)	507 kcal	1봉지/100g
빼빼로	131 kcal	1봉지/30g
빼빼로아몬드	187 kcal	1봉지/30g
새우깡	455 kcal	1봉지/90g
썬칩	325 kcal	1봉지/65g
아이비	390 kcal	1봉지/90g
애플잼(롯데)	441 kcal	1봉지/100g
양파링	420 kcal	1개/85g
엄마손파이(롯데)	746 kcal	1봉지/142g
에이스	810 kcal	1봉지/154g
연양갱	273 kcal	1개/100g
오징어 땅콩	356 kcal	1봉지/75g

품목	열량	용량
웨하스	347 kcal	1봉지/70g
이츠	562 kcal	1봉지/108g
인디안밥	290 kcal	1봉지/55g
제크(롯데)	519 kcal	1봉지/110g
죠리퐁	178 kcal	1봉지/40g
참크래커	285 kcal	1봉지/64g
천하장사 쏘세지	94 kcal	2개/50g
초코파이	200 kcal	1개/45g
촉촉한 초코칩	660 kcal	1봉지/132g
쵸코하임	225 kcal	1봉지/42g
치토스	448 kcal	1봉지/80g
칙촉	495 kcal	1봉지/95g
카라멜콘과 땅콩	420 kcal	1봉지/85g
칸쵸	225 kcal	1봉지/45g
커스타드	235 kcal	1봉지/52g
커피나	529 kcal	1통/100g
콘쵸코	306 kcal	1봉지/58g
쿠크다스	293 kcal	1봉지/53g
토픽	228 kcal	1봉지/45g
통크	227 kcal	1봉지/44g
포카칩	330 kcal	1봉지/80g
포테토칩	495 kcal	1봉지/90g
프링글스 오리지널	1075 kcal	1통/195g
홈런볼	270 kcal	1봉지/55g
화이트 하임	231 kcal	1봉지/45g
후라임포테토	475 kcal	1봉지/53g
흑미과자	260 kcal	1봉지/130g

초콜릿 · 사탕류

음식명	kcal	분량
가나초콜렛	108.2kcal	1개/20g
누가사탕	51.8kcal	3개/14g
드롭스사탕	54.9kcal	3개/14g
레모나	6kcal	1포/2g
멘토스	145kcal	1줄/37g
목캔디사탕	54.6kcal	3개/14g
미니쉘	38.15kcal	1개/7g
미니자유시간	69kcal	1개/15g
바이오캔디	490kcal	1봉지/112g
바이오후르츠	440kcal	1봉지/112g
바이탈C	0kcal	1통/50g
박하사탕	52.6kcal	3개/14g
블랙로즈	163kcal	1개/38g
사랑방사탕	54.6kcal	3개/14g
사탕	52.4kcal	3개/14g
새알초콜렛	485kcal	1봉지/100g
스니커즈	285kcal	1개/60g
스카치캔디	21.1kcal	1개/5g
씨박스	5kcal	1정/1.4g
아몬드초코볼	312.9kcal	1봉지/56g
아이셔	155kcal	1봉지/39g
아트라스	195kcal	1개/40g
알사탕	55kcal	3개/14g
엠엔엠즈	240kcal	1봉지/48g

자유시간	192kcal	1개/40g
청포도사탕	27.2kcal	1개/7g
츄파춥스	48kcal	1개/15g
크런키초콜렛	173kcal	1개/32g
통아몬드	25kcal	1개/4.5g
트윅스	280kcal	1개/55g
티피	223kcal	1봉지/50g
폴로	110kcal	1줄/30g
핫브레이크	201.6kcal	1개/42g
해바라기씨	207kcal	1봉지/34g

 분식류

음식명	kcal	분량
계란빵	125.7kcal	1개/80g
군만두	110.58kcal	2개/61.575g
김말이	64kcal	1개/20g
떡꼬치	142kcal	1개/58g
떡볶이	225.5kcal	1소접시/108g
맛탕	158kcal	4조각/109g
붕어빵	81kcal	1개/38g
순대	130 kcal	1소접시/92g
식빵튀김	194 kcal	1소접시/58g
야채튀김	199 kcal	1소접시/154g
오뎅탕	85 kcal	1대접/105g
오징어튀김	70 kcal	1개/40g

음식명	kcal	분량
왕만두	98kcal	1개/50g
짜장떡볶이	625.9kcal	1중접시/370g
짜장면	674.2kcal	1큰대접/350g
쫄볶이	397kcal	1인분/350g
치즈떡볶이	282.8kcal	1소접시/128g
풋고추튀김	131kcal	1소접시/65.5g
핫도그	242.1kcal	1개/98g

과일 및 곡류

음식명	kcal	분량
거봉 포도	224 kcal	1송이/400g
건자두	237 kcal	1개/100g
건포도	71 kcal	1종지/26g
골드키위	57 kcal	1개/100g
곶감	75 kcal	1개/32g
군밤	48 kcal	3개/30g
군옥수수	186 kcal	1개/100g
귤	38 kcal	1개/100g
금귤	68 kcal	7개/100g
대추말린것	34 kcal	1소접시/12g
딸기	52 kcal	1개/200g
딸기잼	51 kcal	1큰스푼/21g
레몬	23 kcal	1개/100g
마멀레이드	50 kcal	1스푼/21g
말린 고구마	92 kcal	1개/30g

망고	68 kcal	1개/100g
메론	38 kcal	1쪽/100g
몽키바나나	18 kcal	1개/20g
바나나	93 kcal	1개/100g
방울토마토	32 kcal	1대접/200g
배	156 kcal	1개/400g
복숭아 통조림	71kcal	반통/100g
복숭아쨈	63 kcal	3스푼/21g
블루베리	56 kcal	1개/100g
사과(홍옥)	138 kcal	1개/138g
사과쨈	53 kcal	1스푼/21g
산딸기	22 kcal	10개/100g
살구	28 kcal	1개/100g
수박	62 kcal	1쪽/200g
앵두	29 kcal	1개/200g
연시	66 kcal	1개/100g
오렌지	131 kcal	1개/328g
옥수수버터구이	230 kcal	1개/100g
옥수수통조림	43 kcal	1스푼/50g
자두	34 kcal	1개/100g
자몽	32 kcal	1개/100g
찐감자	109 kcal	1개/130g
찐고구마	250 kcal	1개/200g
찰옥수수	140 kcal	1개/100g
참외	62 kcal	1개/200g
파인애플	23 kcal	1조각/100g
파파야	25 kcal	1개/100g

떡류

음식명	kcal	분량
가래떡	239 kcal	1개/100g
감자떡	192 kcal	3개/100g
개피떡	210 kcal	4개/100g
경단	240 kcal	1개/100g
꿀떡	53 kcal	1개/25g
무지개떡	234 kcal	3개/100g
백설기	234 kcal	1개/100g
보리개떡	151 kcal	3개/100g
색떡	234 kcal	3개/100g
수수부침	221 kcal	5조각/55g
술떡	177 kcal	1개/100g
시루떡	205 kcal	1조각/100g
쑥개떡	227 kcal	1개/150g
쑥범벅	114 kcal	1개/62g
쑥설기	253 kcal	5개/100g
약식	259 kcal	2쪽/100g
찰시루떡	248 kcal	5개/100g
찹쌀떡	236 kcal	2개/100g
콩떡	226 kcal	4개/100g
콩송편	202 kcal	5조각/100g
호떡	245 kcal	1개/150g
호박떡	241 kcal	5개/140g

청년 건강백세 ⑪
비만
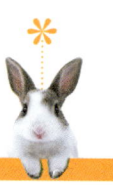

초판 1쇄 인쇄 | 2004년 8월 15일
초판 1쇄 발행 | 2004년 8월 20일

지은이 | 채 경 혜
펴낸이 | 신 원 영
펴낸곳 | (주)신원문화사
책임 편집 | 김 은 기

주소 | 서울시 강서구 등촌1동 636-25
전화 | 3664-2131~4
팩스 | 3664-2130

출판등록 | 1976년 9월 16일 제5-68호

* 잘못된 책은 바꾸어 드립니다.

ISBN 89-359-1206-9 04510